# CONGRÈS INTERNATIONAL DE MÉDECINE DE BERLIN

## SECTION D'OBSTÉTRIQUE ET DE GYNÉCOLOGIE

IMPRIMERIE LEMALE ET C$^{ie}$, HAVRE

# CONGRÈS INTERNATIONAL DE MÉDECINE

## DE BERLIN

### SECTION D'OBSTÉTRIQUE ET DE GYNÉCOLOGIE

*COMITÉ D'ORGANISATION*

M. A. MARTIN, président.

*MEMBRES :*

MM. FRITSCH, GUSSEROW, HEGAR, HOFMEIER,
KALTENBACH, LÖHLEIN, OLSHAUSEN, WINCKEL.

*SECRÉTAIRES*

MM. J. VEIT, WINTER, DÜHRSSEN, BUDIN, A. DORAN,
CUSHING, PESTALOZZA, MASSIN.

*PRÉSIDENTS D'HONNEUR :*

MM. OLSHAUSEN, PÉAN, CHROBACK, ETC.

## COMPTE RENDU

PUBLIÉ PAR

LES ANNALES DE GYNÉCOLOGIE ET D'OBSTÉTRIQUE

## PARIS

G. STEINHEIL, ÉDITEUR

2, RUE CASIMIR-DELAVIGNE

1890

# CONGRÈS INTERNATIONAL DE MÉDECINE

## DE BERLIN

### SECTION D'OBSTÉTRIQUE ET DE GYNÉCOLOGIE

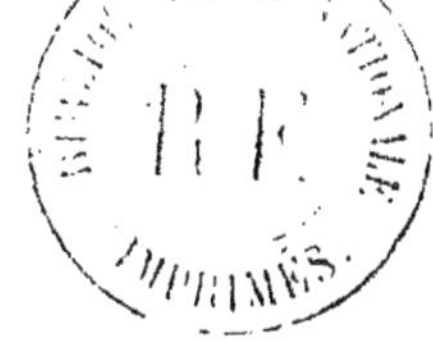

*COMITÉ D'ORGANISATION :*

**M. A. MARTIN**, président.

*MEMBRES :*

MM. FRITSCH, GUSSEROW, HEGAR, HOFMEIER,
KALTENBACH, LÖHLEIN, OLSHAUSEN, WINCKEL.

*SECRÉTAIRES :*

MM. J. VEIT, WINTER, DÜHRSSEN, BUDIN, A. DORAN,
CUSHING, PESTALOZZA, MASSIN.

*PRÉSIDENTS D'HONNEUR :*

MM. OLSHAUSEN, PÉAN, CHROBACK, ETC.

## COMPTE RENDU

PUBLIÉ PAR

### LES ANNALES DE GYNÉCOLOGIE ET D'OBSTÉTRIQUE

## PARIS

G. STEINHEIL, ÉDITEUR

2, RUE CASIMIR-DELAVIGNE, 2

1890

# CONGRÈS INTERNATIONAL DE MÉDECINE

## DE BERLIN

---

## SECTION D'OBSTÉTRIQUE ET DE GYNÉCOLOGIE

---

### I. — De l'antisepsie obstétricale;

Henri Fritsch. — Si je me fais une idée exacte de la mission
d'un rapporteur, je dois essentiellement mettre en évidence les
opinions qu'acceptent à l'heure actuelle la grande majorité des
médecins allemands, et ne pas accorder une importance spéciale à la conviction scientifique, qui m'est personnelle. Mais, je
me trouve dans cette situation heureuse de pouvoir constater
que mes idées concordent entièrement avec celles de la généra-
lité des médecins. Dans les choses de la médecine, il se rencontre
aussi une opinion courante, une sorte de *vox populi*, qui correspond à la vérité, qui, entre l'exagération et l'excès en sens contraire, s'arrête au juste milieu.

Si nous jetons un coup d'œil sur les vingt dernières années, —
car, antérieurement il ne peut être question d'antisepsie en tant
que méthode de traitement de la fièvre puerpérale, — nous distin-
guons trois périodes : 1) *les recherches, les essais avec l'antisepsie, l'expérimentation plus ou moins circonspecte ; 2) l'élévation,
pour ainsi dire, la marée haute, l'enthousiasme, l'exagéra-*

*tion ; 3) l'acheminement progressif vers les opinions modérées, actuelles.*

Il est d'ailleurs naturel qu'au début d'une méthode de traitement, nouvelle, les considérations théoriques prédominent, puisque l'expérience pratique fait encore défaut. Seulement, il est beaucoup plus aisé que la théorie soit conséquente avec elle-même, que la pratique. Il est plus facile d'imaginer une méthode que de l'appliquer. Aussi, dès le principe, on s'exagère en prétentions et en espérances. On dit : la cause de la maladie est connue depuis longtemps. Nous avons appris à combattre victorieusement cette cause. Rien de plus simple, de plus commode que de conduire à bien cette lutte !

Mais, dans leur application, les règles antiseptiques établies, les différentes méthodes de la thérapeutique par les substances désinfectantes, exigent des conditions irréalisables dans la pratique privée. Je signalerai seulement la méthode, d'irriguer l'utérus d'une manière continue.

A ces expériences qui naturellement furent, en premier lieu, entreprises dans les cliniques, souvent les médecins praticiens prenaient une part, et, à la vérité, non la plus mauvaise. Longtemps, régna le principe suivant : *chaque accouchée a en elle toute une quantité de produits toxiques.* Le poison doit, de toutes manières, être éliminé de l'organisme. Et beaucoup de médecins exigèrent même que les sages-femmes fissent le lavage, non seulement des parties génitales externes comme jadis, mais encore des organes génitaux internes. On disait, théorisant : la solution phéniquée ne peut être nuisible, les lochies sont des excreta qui doivent être éliminés. Enlevons ces substances inutiles, fermentescibles, éventuellement virulentes, de cette façon, nous ferons que toute accouchée restera, nécessairement, bien portante.

On tenait pour retardataire, de la vieille école, tout médecin qui n'entonnait pas ce chant de triomphe de l'antisepsie, et l'on considérait comme irrationnel de ne point pousser la méthode antiseptique aussi loin que possible.

Mais, cet édifice pompeux de l'antisepsie théorique fut battu par le rude courant de la pratique et renversé par les leçons de l'expérience, on s'aperçut bientôt que l'*asepsie absolue*, désirée, n'était pas obtenue avec l'antisepsie. Les accouchées étaient malades comme jadis. Bien plus! Des rapports, émanés de directeurs d'hôpitaux, soucieux de la vérité, vinrent démontrer que les maladies, que même les cas de morts, depuis cet usage abondant de l'acide phénique, étaient devenus plus nombreux.

Naturellement, dans ce sens, l'acide phénique n'était pas dangereux. Le lavage de la plaie ne déterminait pas de fièvre; une substance désinfectante n'infecte pas ; mais la région n'était accessible à aucune méthode sûre de désinfection. Il était impossible dans la région située entre l'anus et l'urèthre, en arrière de la vulve, siège de replis et de plaies irrégulières, dans la cavité utérine, de désinfecter aussi sûrement que sur la surface unie du tégument.

L'expérience nous enseignait-elle que des accouchées, en l'absence de lavages antiseptiques, restaient bien portantes durant les suites de couches, que d'autre part, malgré des lavages abondants, les suites de couches étaient plus souvent pathologiques, la question se trouvait par cela seul jugée : il fallait abandonner la méthode. Sans doute, on pouvait rechercher les raisons de nature à expliquer, scientifiquement, le fait contradictoire en apparence, qu'avec le lavage phéniqué des plaies il survenait plus d'accidents qu'en l'absence de ce lavage; mais, il n'était pas possible, pour simple amour de la théorie, de conserver une méthode dangereuse.

Partout s'éleva ce conseil : ne pas vouloir trop faire, laisser les accouchées bien portantes en repos, ne pas vouloir forcer la nature à obtenir une guérison par un processus non naturel, là où, en réalité, il n'y a aucune maladie.

Ceux-là donc avaient raison qui, au début, ont combattu les exagérations des méthodes antiseptiques. Toutefois, ne condamnons pas ceux qui ont poursuivi l'idéal irréalisable d'une asepsie absolue par une antisepsie plus parfaite. Car, à ne jamais dépasser le but, à ne pas pêcher par excès, il est impossible de reconnaître le juste millieu. Celui qui rétrocède à temps, aura un mérite par cela même qu'il est allé un jour trop loin. Comment, sans expérience personnelle, eût-il reconnu qu'il était allé trop loin, qu'il peut et doit se contenter de beaucoup moins. Il n'a pas, dès le principe, agi à faux comme un insensé, il n'a pas actuellement été remis dans la bonne voie par d'autres, c'est peu à peu, d'une façon empirique, logiquement, en se rendant compte des fautes commises, qu'il est revenu à des idées justes. Aussi, ce sont des éloges et non des reproches qu'il a mérités !

A l'heure actuelle, nous sommes tous convaincus que, quand une accouchée est bien portante, — et nous pouvons diagnostiquer l'état de santé, — tout traitement local est hors de lieu, si toutefois nous nous accordons à ne pas considérer le lavage des parties génitales externes, comme un traitement.

Je crois donc exprimer l'opinion généralement acceptée, en formulant, comme une première proposition, la suivante : Chez toutes les accouchées bien portantes, point de traitement local.

J'accepte que sur ce point l'accord est fait. Mais, cet accord est plus problématique en ce qui concerne les cas fréquents de *fièvre légère*, de la soi-disant *fièvre de résorption*. Qu'est-ce cela, nous le savons.

Tel dit à ce sujet : Une fièvre même légère peut devenir élevée, des cas même simples peuvent devenir graves. N'est-il pas plus prudent de voir d'un même œil un cas léger et un cas grave, et de les traiter tous les deux énergiquement ? N'est-il pas préférable de mettre en œuvre tous les procédés et moyens antipyrétiques et antiseptiques éprouvés, que par une inaction complète, une indifférence imprudente risquer de méconnaître un cas grave, et de laisser passer le moment opportun pour une thérapeutique efficace.

Il est aujourd'hui encore des médecins qui, à l'apparition de la fièvre la plus légère, prescrivent immédiatement, au moins des injections vaginales.

Par contre, on peut dire : de faibles élévations de la température s'observent fréquemment en dehors et en dedans des murs des cliniques. Également, avant l'introduction de la méthode antiseptique, nous avons infiniment souvent constaté chez les accouchées des élévations de la température, sans que pour cela l'idée d'un pronostic sombre nous vînt, en général, à l'esprit. Ces cas évoluaient rapidement vers la guérison. Or, il n'en est pas différemment aujourd'hui. Et, il y aurait exagération de notre part si, à l'occasion de ces faibles ascensions de la température, et dans ces cas où il n'existe aucun trouble de l'état général, nous recourions immédiatement aux irrigations. Avec ces lavages, nous produisons sûrement, mécaniquement par la distension du vagin, par l'élévation de l'utérus ou même directement avec la sonde, dans les premiers jours, de petites lésions, et nous ne réalisons pas une purification absolue, c'est-à-dire la stérilisation du vagin. Or, si les lavages ne sont pas prudemment faits, systématiquement poursuivis et souvent répétés, l'agent désinfectant s'élimine, s'écoule, est chimiquement détruit ou résorbé avant que tous les germes soient morts. De nouvelles lochies arrivent de l'utérus, conséquemment de nouveaux liquides de cultures favorables à la multiplication exubérante des germes anciens capables encore de vivre. Promptement, la putréfaction s'établit et les petites plaies résorbent. On voit par là qu'un lavage, surtout quand il est pratiqué par une main inhabile, ne fait que nuire. Ce fait, ainsi qu'il a été remarqué plus haut, l'expérience le démontre.

A la vérité, le médecin qui s'assujettirait à faire ces lavages méthodiquement, toutes les deux heures, avec précautions, bien et habilement, supprimerait ces inconvénients. J'ai moi-même longtemps employé avec de bons résultats ces irrigations abondantes. Quoi qu'il en soit, on pourrait toujours objecter contre la méthode, que son application impose aux accouchées beaucoup de fatigue. qu'elle est douloureuse, qu'elle cause de l'agitation, qu'elle entraîne une grosse perte de temps, qu'elle surmène le médecin et qu'en outre elle est irréalisable à la campagne. Pour mon compte, il me paraît risqué qu'on enseigne et qu'on autorise des méthodes de traitement qui ne peuvent être appliquées que dans des hôpitaux parfaitement organisés, avec un personnel spécialement dressé et avec le concours de nombreux adjuvants. Que doit penser le médecin jeune, qui se heurtant aux dures nécessités de la pratique, est forcé, par suite de considérations étrangères, de se départir immédiatement des enseignements qu'il a reçus, et lorsqu'il acquiert la conviction que ce traitement compliqué est au moins inutile. Assurément, il n'y a aucune exagération à formuler la proposition suivante : *dans le traitement des malades tout ce qui est inutile est aussi nuisible.*

Par contre, il est évident qu'*il faut* soumettre à une observation rigoureuse les fièvres même légères. Et cette observation est si facile. Elle ne réclame que l'usage du thermomètre ! Les progrès de l'intelligence humaine dans ces dernières années sont tels, qu'à l'heure actuelle, tout le monde sait ce qu'est un thermomètre, et que toutes les sages-femmes savent relever la température. Quand un médecin dit que la sage-femme qu'il emploie est incapable de ce soin, c'est sur lui que retombe la faute. Dans les services d'enseignement, on ne fait qu'inculquer aux élèves les connaissances fondamentales, qui doivent être développées dans la suite. Or, tout médecin est le professeur naturel de la sage-femme, il doit instruire celles qui le secondent et compléter leur instruction.

Soit dit sommairement, j'appartiens à la catégorie des médecins qui interdisent aux sages-femmes toute injection pendant les suites de couches. Non point que je pense que, seul, un médecin est capable de les pratiquer, mais parce que le médecin, seul, peut poser exactement les indications, et que conséquemment, il est seul aussi à pouvoir, en connaissance de causes, décider si l'injection doit ou non être faite. Si, pour une raison quelconque, le médecin se voit dans l'obligation de confier le soin de faire cette injection, sous sa surveillance ou d'après ses instructions, à une sage-femme ou à une garde-malade qu'il sait être suffisamment experte, il peut se décharger de ce soin, sous sa responsabilité. Mais, *quant à l'indication des injections, c'est le médecin, seul, qui doit l'établir.*

Des considérations précédentes, je déduis comme deuxième proposition : DANS LES CAS DE FIÈVRE LÉGÈRE (FIÈVRE DE RÉSORPTION), SE CONTENTER DE SURVEILLER TRÈS SOIGNEUSEMENT LES MALADES.

J'arrive maintenant à la 3ᵉ proposition. Je sais très bien qu'en matière médicale, il est impossible de formuler en quelque sorte des articles de foi, concis. Dans les choses de la médecine, nous n'avons aucun dogme.

Comme la connaissance de la nature ne souffre aucun arrêt, de même, dans les choses qui nous concernent, tout est en évolution incessante. Ce qui est aujourd'hui, je ne veux pas dire pensé, mais accepté, peut demain être repoussé à la suite de nouvelles découvertes. Assertion confirmée en particulier par le développement qu'a subi l'étude de l'antisepsie et de l'asepsie. Ainsi, si l'on voulait rester inattaquable, en formulant des conclusions sur l'objet de mon rapport, il faudrait faire un grand nombre de restrictions. On devrait dire : dans les cas de fièvre élevée, s'il n'existe pas de péritonite, de paramétrite, de mastite, de pleurite ou de vulvite manifeste, également dans les cas de fièvre élevée avec absence de maladies extra-utérines, de même dans les cas de fièvre élevée, lorsqu'on est conduit à admettre que le point de départ de l'affection est dans l'utérus, ou bien, dans les cas de fièvre élevée dans les 3-5 premiers jours après l'accouchement, enfin, dans les cas de fièvre élevée quand on est sûr qu'il n'existe pas déjà de septicémie générale mortelle, il faut faire des injections intra-utérines.

Mais, une règle de conduite, entourée de tant de réserves, de tant de conditions restrictives, sera toujours attaquable. Aussi, en prévision de nombreuses objections, justifiées et non justifiées, l'ai-je condensée et exprimée dans la proposition suivante : DANS LES CAS DE FIÈVRE ÉLEVÉE, ON DEVRA FAIRE DES IRRIGATIONS INTRA-UTÉRINES.

La fièvre est-elle élevée durant les premiers jours des suites de couches, le cas, ainsi qu'on le sait depuis des siècles, est grave. Une thérapeutique énergique est justifiée et nécessaire, si toutefois nous attendons d'une thérapeutique quelque résultat, si nous ne sommes pas, à ce point de vue, d'absolus nihilistes. Nous savons, ainsi qu'il a été dit précédemment, que de légères ascensions de la température se terminent la plupart du temps par la guérison, mais, d'autre part, nous savons aussi que, lorsqu'il y a fièvre élevée, surtout immédiatement après le travail, le cas

devient facilement ou est déjà ce que nous appelons fièvre puerpérale, *sepsis in puerperio*. Je ne veux pas ici rechercher plus
longtemps ce qui infecte, ni par quel mécanisme se fait l'infection,
il me suffira, empiriquement, de poser la question : *quand la fièvre élevée démontre que l'infection est déjà dans la place, comment et où pouvons-nous prévenir les conséquences fâcheuses de
l'infection ?* Il existe deux moyens : 1) fortifier l'organisme; 2) éliminer les substances dont la résorption est nocive, et de cette
façon désinfecter simultanément la surface, qui est déjà infectée
et qui résorbe.

Je ne conteste pas les avantages que l'on obtient lorsqu'on s'efforce de fortifier l'organisme. Dans mon court travail « *Grund-
züge der Pathologie und Therapie der Wochenbettskrankheiten* »
j'ai suffisamment insisté sur ce point. Mais le vin, la bière, le
cognac, le bifteck, les œufs, etc., ne servent de rien, quand il se
trouve dans l'utérus et dans le vagin une grande quantité de
produits infectieux, qui se développent d'une manière continue, se
multiplient et sont résorbés.

Il n'est pas douteux que le long du conduit génital, en haut ou
en bas, existent des portes par lesquelles pénètre l'ennemi·
Nous ne pouvons fermer ces portes, mais il nous est possible
d'éloigner les masses infectieuses qui sont devant ces portes. S'il
ne reste aucune substance résorbable, il ne peut plus dès lors se
produire de résorption.

Il est vrai que les choses ne vont pas toujours aussi simplement. Le fait qu'il existe une fièvre élevée signifie que, non seulement il y a au niveau de la surface résorbante et devant ces portes ouvertes à l'infection des produits infectieux, mais encore
qu'une certaine proportion de ces produits a déjà pénétré dans
l'organisme, et que déjà ils ont exercé leur activité au sein des
tissus ; pour employer le langage moderne : *que l'intoxication
par les ptomaïnes a transformé les tissus sains en un milieu
nutritif favorable au développement des cocci pathogènes.*

Mais comme les substances nocives en dissolution dans l'eau
sont résorbées, de même des médicaments solubles peuvent être
résorbés, parvenir au sein des tissus et rendre inoffensives les

substances nocives déjà introduites. Nous avons appris, par les faits d'intoxication par le sublimé, avec quelle rapidité résorbe le canal génital, puerpéral, durant les suites de couches.

Aussi, en lavant l'utérus nous visons un double but et nous obtenons un double résultat: nous éliminons les substances nocives déjà formées, nous empêchons une formation nouvelle de substances virulentes, et nous envoyons dans l'organisme des médicaments qui, localement, dans l'épaisseur des tissus, restent encore bactéricides.

Dans un cas, nous réussirons à sauver la vie, et non dans un autre. Mais, ne pas nettoyer l'utérus, serait agir comme un chirurgien qui prétendrait guérir une septicémie, en relation avec une plaie contuse, par quelques doses d'antipyrine.

Nul, parmi ceux qui durant les vingt dernières années ont eu à traiter des accouchées gravement malades, ne contestera que maintes fois les lavages utérins ont amené la guérison d'un cas grave. Nous devons même ajouter comme chose possible que, dans les cas où une ou deux injections intra-utérines ont été suivies de la défervescence et de la guérison, là encore, si ces lavages n'avaient pas été faits, le développement ultérieur des cocci, la résorption des ptomaïnes et la maladie causée par ces phénomènes successifs, auraient pu conduire à l'installation d'une septicémie mortelle. Les streptocoques des exsudats ne se distinguent par rien des cocci de la septicémie mortelle. Toutefois, je ne base pas ces opinions sur des considérations théoriques relatives aux streptocoques et aux ptomaïnes, à la résorption et la fièvre, mais sur une expérience de 20 ans qui m'a appris qu'il est possible, avec les lavages utérins, de sauver une existence très gravement compromise.

En particulier, dans les maternités consacrées à l'enseignement on observe de temps à autre, malgré toute la surveillance et toutes les précautions, un cas d'infection. L'étudiant n'est pas précisément un maître en matière de prophylaxie antiseptique. Mais, si l'on apporte une extrême attention, on peut à temps, en semblables circonstances, couper court au danger.

Depuis l'année 1887, je n'ai pas observé à la clinique un seul cas de mort: 1620 accouchements sans un décès ! Par contre, les méthodes appliquées n'ont eu qu'une influence à peu près nulle sur la morbidité. On a employé l'acide phénique, le sublimé, la créoline, et depuis avril 1890, seulement l'eau pour les lavages prophylactiques.

Pour toutes ces raisons, je considère, encore aujourd'hui, qu'il convient, quand la fièvre est élevée, de commencer le traitement par une injection intra-utérine.

Ce serait évidemment aller trop loin, que d'entrer dans tous les détails de ce traitement. Je désire seulement, je ne dirai pas faire quelques remarques, mais exprimer encore quelques opinions.

Il est impossible de fixer le moment et le nombre des lavages : *Le moment des lavages*, parce que dans la pratique privée on ne voit pas les cas au début, parce qu'on n'est pas appelé dès le premier frisson. *Le nombre des lavages*, parce que nous réglons notre conduite d'après les résultats fournis par un lavage isolé. L'existence d'une septicémie mortelle est-elle évidente il n'est d'aucune utilité de tourmenter une moribonde. De même, il est clair que si l'on a fait la constatation formelle d'un exsudat, ce n'est plus une affection utérine mais extra-utérine, qu'il s'agit de combattre. *L'injection représente surtout le commencement du traitement, elle n'est qu'une partie, et à la vérité une partie importante de la thérapeutique, mais le nettoyage d'une surface cruentée n'est pas tout le traitement.*

Quoi qu'il en soit, je tiens pour justifiée cette troisième proposition : DANS LES CAS DE FIÈVRE ÉLEVÉE, IL FAUT IRRIGUER L'UTÉRUS.


M. PRIESTLEY (Maine, États-Unis), appelle l'antisepsie la plus grande conquête médicale du siècle. Il y a vingt ans, il avait, dans la Maternité qu'il dirige, une mortalité de 1 pour 13,0. Il viendra un jour, qui n'est pas éloigné, où la fièvre puerpérale ne sera plus connue que de nom.

SLAWJANSKY (Saint-Pétersbourg). Les statistiques fournies par la plupart des maternités russes, témoignent plus en faveur des accouchements qui ont lieu dans les cliniques qu'en faveur de ceux qui ont lieu dans la pratique privée. Et cela, malgré ce fait que la fréquence des complications et des opérations, conditions qui chargent les statistiques et qui expliquent les résultats plus ou moins divers obtenus dans les différents services, est plus grande dans les cliniques. De 1886-90, il a été enregistré en Russie 76,000 accouchements, avec une morbidité seulement de 8,75 0/0 et une mortalité de 0,38 0/0, résultats très satisfaisants en comparaison surtout de ceux de jadis. D'autre part, l'analyse de ces statistiques montre que les chiffres vont en diminuant d'année en année, ainsi : en 1886 ils étaient de 9,43 0/0 et 0,48 0/0, tandis qu'en 1889 ils s'abaissèrent à 8 0/0 et 0,28 0/0. Il ne faut pas toutefois rapporter exclusivement la différence des résultats à l'emploi des antiseptiques, mais faire surtout entrer en ligne de compte la fréquence plus ou moins grande : 1° *d'accouchements chez les primipares ;* 2° *d'opérations ;* 3° *de complications,* circonstances qui empirent les statistiques. Il est à remarquer que les grandes maternités et les services affectés à l'enseignement, fournissent de meilleurs résultats que les petits asiles où il n'y a que le personnel affecté aux soins des accouchées. Cette constatation plaide en faveur de la construction de grands établissements.

M. STADFELT (de Copenhague). L'antisepsie, convenablement dirigée, permet de faire des maisons d'accouchement des centres d'instruction sans dangers pour les accouchées. Le principe d'après lequel on joint aux maisons d'accouchement une succursale sous la surveillance des sages-femmes, est inutile, souvent même dangereux. L'introduction de l'antisepsie dans les accouchements a été très salutaire pour les nouveau-nés. Dans la pratique privée, les sages-femmes doivent tenir aseptiques leurs vêtements, leur personne et leurs appareils. Il faut recommander une propreté scrupuleuse, des antiseptiques facilement maniables et peu coûteux, de préférence l'acide phénique, et les sages-femmes ne doivent pas soigner les suites de couches quand l'accouchée est malade. Il faut veiller à ce que l'accouchée et son entourage soient aussi antiseptiques, mais il est à craindre que les injections vaginales, pratiquées par les sages-femmes, soient plus nuisibles qu'utiles.

Les sages-femmes doivent, pendant l'accouchement, pratiquer aussi peu que possible le toucher vaginal. Les cas de fièvre survenant pendant la puerpéralité doivent être signalés au médecin sanitaire, aussi bien par le médecin, quand il a fait l'accouchement, que par la sage-femme. Plusieurs cas de fièvre, survenant chez les accouchées d'une même sage-femme, nécessitent des mesures de désinfection énergiques et éventuellement une suspension de quelque temps.

Galabin (London). — Les succès de l'antisepsie obstétricale, obtenus dans les salles d'hôpital, semblent avoir suivi l'emploi du bichlorure de mercure comme désinfectant, non seulement pour les mains et les instruments, tels que les sondes, mais aussi pour les irrigations vaginales faites d'une manière courante pendant et après le travail, comme pendant la période puerpérale.

Lorsqu'on compare les résultats obtenus, il y a encore quelques années avec les autres antiseptiques tels que l'acide phénique et le permanganate de potasse, on voit qu'on en arrive dans les hôpitaux anglais aux résultats suivants.

La mortalité totale a été réduite de 10 0/00 à environ 2 0/00 et la mortalité par septicémie ou inflammation pelvienne est tombée à moins de 1,5 0/00.

Le nombre des cas dans lesquels une pyrexie légère suit la délivrance a été diminué de moitié ; mais les changements les plus remarquables ont surtout trait aux fièvres qualifiées de septiques. Celles-ci sont tombées de 40 à 2,5 0/0 au *General Lying-in Hospital* de Londres.

Ces résultats superbes ont été obtenus par l'emploi de matelas de crin, sans qu'il y eut besoin de faire des dépenses considérables de couchage et de refaire les matelas après la sortie des malades. Il n'a même pas été nécessaire de désinfecter ces matelas à l'étuve, à part les cas de mort.

Il semble aujourd'hui établi que la solution de bichlorure à

1 pour 4000 est insuffisante pour les lavages vaginaux et qu'une solution à 1 pour 2000 semble nécessaire au moins pendant les trois ou quatre premiers jours. L'hydrofluosilicate de soude récemment préconisé comme antiseptique ne semble pas pouvoir supporter la comparaison avec le bichlorure de mercure.

Laissant à ses corapporteurs le soin de déterminer quel est la meilleure manière de pratiquer l'antisepsie dans les hôpitaux, Galabin désire surtout établir quelles sont les précautions à prendre dans la pratique privée. Il considère qu'au point de vue de la désinfection des mains et des instruments, il faut prendre exactement les mêmes précautions qu'à l'hôpital. Aucun examen ne doit être fait avant d'avoir désinfecté les mains dans la solution de bichlorure à 1 0/00 ; comme corps gras il faut employer un antiseptique puissant tel que la solution de bichlorure dans la glycérine à 1 0/00.

Galabin propose enfin de discuter la question suivante : les douches vaginales de bichlorure doivent-elles être toujours employées dans la pratique privée, alors même qu'on a affaire à des cas normaux et, si oui, faut-il en faire une ou deux seulement, ou pendant toute la période puerpérale ? A quel titre faut-il employer alors la solution ?

Le biiodure a-t-il des avantages sur le bichlorure ? Est-il possible d'établir quels ont été les profits de l'antisepsie moderne dans la pratique privée ? L'usage des antiseptiques suffit-il à prévenir la contagion dans les cas de septicémie puerpérale ?

L'accoucheur doit-il, quand il a un de ces cas, suspendre au moins momentanément sa pratique obstétricale ? L'accoucheur court-il des risques en soignant des cas d'érysipèle ou de fièvre scarlatine ?

Quant à lui, Galabin pense que dans les accouchements normaux, une seule douche vaginale de sublimé à 1 pour 2000 après la délivrance est suffisante, mais que les irrigations vaginales à 1 pour 5000 doivent être pratiquées pendant toute la période obstétricale. Après les opérations obstétricales sérieuses, ou quand survient de la fièvre, on doit avoir recours pendant quatre jours au moins aux irrigations vaginales à 1 pour 2000.

En terminant, Galabin déclare que l'élément le plus important en antisepsie dans la pratique privée est une désinfection réelle des mains de l'accoucheur et de la garde.

## II. — De l'hystérectomie vaginale.

M. WILLIAMS (Londres). — **Indication de l'extirpation vaginale de l'utérus dans les cas de cancer de cet organe.** — En ce qui concerne les indications de l'hystérectomie vaginale dans le cancer de l'utérus, on doit distinguer les 3 catégories de faits suivants : A. Cancer du corps ; B. cancer du col ; C. cancer de la portion vaginale du col. — A. Dans le cancer du corps de l'utérus les indications dépendent : 1º du volume de l'organe ; 2º de la mobilité de l'utérus et de l'importance des adhérences ; 3º de l'extension de la maladie aux parties voisines. — B et C. En ce qui concerne le cancer du col et en particulier le cancer de la portion vaginale, tout dépend de l'état anatomo-pathologique de l'utérus et de l'état général de la malade : 1º Pour ce qui a trait à l'état pathologique de l'utérus, il faut d'abord tenir compte de l'âge du cancer, de son point d'origine, de la direction suivie par le processus néoplasique, de la façon dont il progresse, etc. 2º S'il y a à la fois cancer du col et cancer du corps, on devra se rendre compte aussi du degré d'extension des lésions, de la façon dont ont débuté les deux localisations du cancer.

M. SCHAUTA (Prague). — L'indication capitale de l'extirpation vaginale de l'utérus est le cancer de l'utérus. Peuvent être opérés tous les cas de cancer de l'utérus diagnostiquables, qu'il s'agisse d'un cancer du corps du col, ou d'une portion quelconque de l'utérus. Les amputations partielles doivent être rejetées dans les cas opérables d'une façon radicale. — L'extension du néoplasme en profondeur constitue un des éléments essentiels du diagnostic opératoire. Il faut éviter l'opération dans les cas où la malade ne pourrait recouvrer sa santé sans courir des risques trop considérables. L'envahissement en surface, aussi bien par en haut que par en bas, même jusqu'aux insertions du vagin sur le col, n'est pas une contre-indication à l'opération, pas plus d'ailleurs que la propagation à la vessie ou au rectum ; le seul élément dont il faille tenir compte est le degré d'envahissement de ces divers organes. Pour établir le diagnostic entre une infiltration carcinomateuse du paramètre et une lésion de nature inflammatoire, l'examen sous le chloroforme par la voie rectale et le curettage de la masse cancéreuse ont une grande valeur. En outre des néoformations de mauvaise nature, les autres indications de l'hystérectomie vaginale totale, sont, au moins dans certaines circonstances, le prolapsus de l'utérus, les myômes utérins et l'*endométrite glanduleuse récidivante*.

S. Pozzi (de Paris). — **Sur quelques points contestés relatifs à la technique de l'hystérectomie vaginale.**

Au point de vue des indications :

1. On doit extirper la totalité de l'utérus dès qu'on a constaté la nature cancéreuse de l'altération du col. L'opération donne d'autant plus de chances de réussite immédiate et de longue survie qu'elle a été plus précoce.

2. L'hystérectomie n'est pas plus grave que l'amputation élevée du col (supra-vaginale). C'est une opération préférable, car il est impossible par l'examen clinique d'affirmer que le mal n'a pas dépassé les limites supérieures du col.

3. L'opération sera réservée aux cas où les limites de l'utérus n'ont pas été franchies. Après ce moment, les récidives sont très rapides, et le traitement palliatif (curage et cautérisation ignée) doit être alors adopté.

Au point de vue de la technique opératoire :

1. Il vaut mieux s'abstenir de faire basculer l'utérus, pour éviter l'infection de la plaie par le col utérin renversé et la rupture des trompes qui peuvent être malades.

2. La ligature préalable progressive des tissus, par petites masses, est préférable à la forcipressure. L'emploi des pinces à demeure doit être un procédé de *nécessité*, exceptionnel, et non un procédé de *choix*, constant et systématique.

Le pincement en masse des ligaments larges expose à la blessure primitive de la vessie et de l'uretère (Richelot), du rectum (Duplouy,

Küster, Vrobleski) ; tardivement, il expose à l'ulcération de l'intestin, à l'hémorrhagie secondaire (Coe), à l'occlusion intestinale (Coe), à la suppuration prolongée (Etheridge). Cette manœuvre rétrécit le champ opératoire et met un obstacle à l'ablation des annexes qui peut être nécessaire (pyosalpinx). Enfin, en mortifiant les parties de tissu pincées, elle s'oppose à une exacte antisepsie.

3. Il faut toujours explorer les annexes, après l'ouverture du cul-de-sac de Douglas, et après l'extirpation de l'utérus. Si elles sont altérées (salpingite, altération kystique des ovaires), on doit les enlever, en dernier lieu.

Dans les cas où les annexes sont saines, on peut les laisser en place sans danger (Grammatikati, Glävecke), ce qui simplifie l'opération.

4. La résection des ligaments larges après cathétérisme préalable des uretères (Pawlik) ne saurait être adoptée comme méthode générale : *a*) parce qu'elle complique beaucoup la technique opératoire ; *b*) parce que, si les ligaments larges sont envahis, c'est une précaution insuffisante, et que, si les ligaments ne sont pas envahis, elle est illusoire.

5. Au lieu de suturer entièrement la plaie vaginale, il est préférable de la rétrécir simplement, et de drainer le cul-de-sac de Douglas avec une bandelette de gaze iodoformée.

M. Péan. — **Du manuel opératoire de l'hystérectomie vaginale totale par morcellement.** — L'utérus, quand ses lésions n'occupent pas un grand volume, quand il a conservé sa mobilité et sa consistance, peut être extirpé très rapidement, grâce au pincement préventif des vaisseaux qui occupent ses parties latérales. Cette opération ne nécessite aucune ligature. Mais dans le cas où son tissu est ramolli par le processus inflammatoire, lorsqu'il est infiltré de pus ou lorsqu'une dégénérescence a altéré sa consistance, à plus forte raison quand il est le siège de tumeurs dont le volume atteint ou dépasse celui d'une tête de fœtus à terme, il est indispensable de le *morceler* pour en faire l'ablation.

Voici comment nous procédons dans ces cas : La malade, anesthésiée, est couchée sur le côté gauche, la vessie et le rectum ayant été préalablement vidés et la vulve rasée. La cavité vaginale étant rendue aseptique et toutes les précautions antiseptiques ayant été prises du reste, deux aides, placés de chaque côté de la malade, maintiennent le vagin largement ouvert, au moyen de quatre valves coudées à angle droit.

L'opération, en elle-même, comprend les temps suivants : 1° l'abaissement et la dissection du col ; 2° l'hémostase des ligaments larges au moyen de pinces ; 3° l'ablation du col ; 4° le morcellement et l'ablation du corps de l'utérus.

1° L'abaissement du col est fait au moyen de pinces dentées. Avec des ciseaux droits et le bistouri on le sépare des tissus environnants, en remontant jusqu'au corps exclusivement. Cette dissection est faite sur toute la périphérie, de manière à séparer complètement l'utérus de ses insertions vaginales ; elle entraîne nécessairement l'ouverture du péritoine.

2° L'hémostase des ligaments larges est faite à ce moment. On saisit avec des pinces à longs mors, et en les plaçant aussi haut que possible, les deux ligaments larges, près de l'utérus. Si les pinces ont des mors assez longs et si elles ont été bien fixées, on peut être certain qu'il ne s'écoulera pas de sang.

3° Pour extraire le col, après cette hémostase préventive, on le maintient abaissé au moyen d'une pince à dents tenue de la main gauche, pendant que la main droite, armée d'un bistouri droit, incise les parties latérales du col, de l'intérieur vers l'extérieur, dans toute leur hauteur. On résèque ensuite les deux moitiés du col utérin au moyen de ciseaux courbes ou du bistouri sans perdre de sang. Si un vaisseau venait à saigner par exception, il suffirait d'appliquer une pince hémostatique.

4° On incise ensuite le corps comme on a incisé le col, c'est-à-dire sur les parties latérales, et de dedans en dehors. On a divisé ainsi le corps utérin en deux moitiés, antérieure et postérieure. On saisit les deux moitiés l'une après l'autre, au moyen d'une forte pince à dents ; on abaisse d'abord la moitié antérieure dont on opère le morcellement, c'est-à-dire le fractionnement, en même temps qu'on morcelle la tumeur, s'il en existe une ; on agit de même avec la moitié postérieure, jusqu'à ce qu'on aperçoive le fond de l'utérus. Dans certains cas, on est forcé de commencer par la moitié postérieure.

Lorsqu'on aperçoit le fond, il faut compléter l'hémostase des ligaments larges dont la partie supérieure est devenue accessible à la vue. On saisit alors ces ligaments avec de nouvelles pinces droites ou courbes, de telle sorte que l'hémostase préventive des ligaments larges est faite en deux ou trois temps : 1º pour l'incision des parties latérales de l'utérus ; 2º pour l'excision du fond. L'opérateur n'ayant plus à craindre d'hémorrhagie, excise le fond de l'utérus en continuant le morcellement. Cette opération se termine rapidement, sans aucune difficulté, quels que soient la friabilité du tissu utérin, la dureté des adhérences et le volume des productions morbides contenues dans l'utérus. Dans les cas où les ovaires et les trompes de Fallope sont suffisamment altérées on en fait l'ablation. On les attire en bas, on place une ou plusieurs pinces à long mors au-dessous et en dehors de ces organes, de manière à saisir tous les vaisseaux qu'ils reçoivent, et on résèque le long du bord interne de la pince. Le pansement et les soins consécutifs doivent appeler toute l'attention du chirurgien.

L'utérus enlevé, la voie tracée est assez large pour permettre de faire une toilette minutieuse du péritoine et de le débarrasser des débris qui peuvent y être restés adhérents. On fait soigneusement l'antisepsie du champ opératoire et des parties voisines ; on met une sonde à demeure dans la vessie, et on remplit le vagin de petites éponges antiseptiques remplies d'iodoforme et pourvues d'un fil résistant qui servira à les retirer.

Les pinces hémostatiques placées sur les ligaments larges doivent rester en place pendant 48 heures. Au bout de ce temps, on enlève les éponges et on retire les pinces en les ouvrant lentement et sans secousses. Nous n'avons jamais observé d'hémorrhagies au moment où l'on retire les pinces.

A partir de ce moment, il suffit de faire des lavages, trois fois par jour, avec une solution de sublimé.

Généralement les malades se lèvent le dixième jour et peuvent être considérées comme guéries le quinzième sans crainte d'accidents. Sur 60 malades ayant subi l'hystérectomie vaginale totale pour inflammations, suppurations ou adhérences nous avons eu 60 succès. Nous en avons obtenu 98 0/0 sur 200 malades ayant subi l'hystérectomie pour myôme.

Telle est la méthode du morcellement que nous appliquons depuis environ douze ans, à l'hystérectomie vaginale totale. C'est cette même méthode que nous avons proposée, il y a plus de trente ans, pour l'ablation des tumeurs profondément situées, ou qui ont des rapports intimes avec des organes importants, qu'il est indispensable de ménager. Au moyen de cette méthode qui nous permet d'agrandir le champ opératoire, nous avons pu enlever des tumeurs réputées jusqu'alors inopérables.

De ce qui précède, nous concluons : 1° Quand il s'agit d'une tumeur épithéliale du col, on peut extirper par fragments le col dégénéré, avant d'abaisser et d'exciser le corps de l'utérus, de telle sorte que le péritoine ne soit pas sali par les débris ; 2° si le corps de l'utérus est envahi par un carcinome, on doit réséquer d'abord le col, puis on morcelle le corps utérin avec le produit pathologique, quelle que soit sa friabilité ; 3° dans les cas où l'utérus est ramolli ou détruit en partie par la suppuration, même s'il est rattaché aux organes voisins par de fortes adhérences, son ablation est facile ; 4° il n'en est pas de même quand l'utérus est le siège de myômes du volume d'une tête de fœtus à terme ; 5° l'ablation de l'utérus se fait constamment sans ligatures et sans hémorrhagies ; 6° l'hystérectomie doit être préférée à la castration tubo-ovarienne dans le traitement chirurgical des névralgies et des suppurations de l'utérus et de ses annexes, étant donnés les succès obtenus par notre méthode de morcellement ; 7° elle mérite également la préférence toutes les fois qu'il s'agit d'intervenir chirurgicalement contre les myômes du corps de l'utérus du volume d'une tête de fœtus à terme, attendu qu'elle donne des guérisons bien autrement complètes que la castration tubo-ovarienne, qui expose les malades à la récidive et à des éventrations consécutives.

M. Olshausen (Berlin). — L'extirpation vaginale totale de l'utérus dans le cancer de cet organe et dans quelques cas rares d'autres affections utérines constitue une opération excellente qui ne doit pas disparaître du domaine des opérations de la chirurgie gynécologique. Elle est actuellement employée dans un très petit nombre de cas, par suite de l'époque tardive où le diagnostic de carcinome a été posé. Les résultats immédiats diffèrent suivant l'étendue que l'on donne aux contre-indications ; mais même en opérant assez largement la mortalité ne dépasse pas 10 à 15 pour cent.

Il va sans dire que les guérisons durables ont été peu fréquentes. Mais si l'on fait un diagnostic précoce et si l'on opère de même, on obtient de bien meilleurs résultats que jadis. En tous cas les opérées non radicalement guéries après l'opération, ont en général beaucoup moins de douleurs que les personnes qui n'ont pas été opérées. D'autre part les hémorrhagies et les pertes diminuent ; mais il y a des exceptions. La récidive se produit rarement dans le vagin, mais plutôt dans les ligaments larges et les organes du petit bassin. Comme technique opératoire, l'extirpation par le vagin est dans la plupart des cas la meilleure opération. Elle ne peut être remplacée par l'incision périnéale. Ce n'est que dans quelques cas et surtout lorsqu'il y a propagation au vagin que l'incision périnéale par la méthode de Zuckerkandl pourrait être préférée.

Olshausen préconise les règles suivantes pour l'hystérectomie vaginale totale : désinfection préalable complète du carcinome, incision aussi large que possible autour du cancer dans le vagin ; dégagement rapide et oblique du col ; faire le moins possible de ligatures de vaisseaux. Ouverture de la cavité de Douglas avant de placer la première ligature en masse sur le premier des ligaments larges auquel on s'attaque, quand on est dans la cavité de Douglas. Le côté où les lésions sont le plus étendues doit être détaché le dernier. Après avoir enlevé l'utérus, on ferme le péritoine et le vagin par une suture. Emploi exclusif du catgut et refoulement en haut des deux pédicules. En procédant ainsi la guérison se fait de la façon la plus simple et presque toujours par première intention.

M. Léopold LANDAU (Berlin). — Avant de traiter des *indications de l'extirpation totale de l'utérus*, je voudrais dire quelques

mots sur la *technique de cette opération;* d'ailleurs, la question
des indications est sous la dépendance intime des perfectionnements apportés au manuel opératoire de cette opération. A mon
avis, il importe peu qu'on discute pour savoir si l'on emploiera la
suture et la ligature, d'après le procédé de Czerny, ou si l'on fera
en sorte d'utiliser les modifications indiquées par Fritsch, Martin
et bien d'autres; je crois bien plus important d'attirer l'attention
sur la méthode française ou méthode des pinces à demeure (forcipressure), qui a été introduite en chirurgie par notre distingué
président, M. le Dr Péan, et qui a été surtout employée dans l'hystérectomie vaginale par M. Richelot. Cette méthode en effet a une
notable importance quand il s'agit de discuter les indications de
l'intervention, car, à mon avis, elle élargit notablement le domaine
de l'hystérectomie par la voie vaginale. En Allemagne, la forcipressure appliquée à cette opération, n'a eu aucun retentissement; du
moins, je ne connais sur ce sujet aucune publication chez nous, et je
pense être le seul à avoir utilisé ce procédé en Allemagne. Pour
ces raisons, je crois qu'il ne faut tenir aucun compte des objections
théoriques formulées chez nous par des auteurs qui n'ont pas pratiqué, suivant les règles indiquées, cette opération. Ainsi, je suis
obligé de contredire M. le rapporteur, qui pense que la forcipressure ne vaut pas la ligature, et qui dit qu'avec la forcipressure, on
n'atteint pas autant de ligament large, sur les côtés de l'utérus,
qu'avec la ligature. C'est le contraire qui est la vérité. Il m'est
arrivé, en plaçant bien les pinces, d'accomplir ce que je n'aurais
jamais pu faire avec les ligatures, et cela dans des circonstances
telles que je considère la forcipressure comme une méthode qui rend
l'opération praticable dans des cas où la ligature serait très difficile; ce procédé élargit donc, comme je le disais à l'instant, le
domaine des indications. On peut extirper un utérus *mobile*,
comme on le veut, par n'importe quelle méthode, cela n'est pas
douteux. Mais, quand il s'agit d'utérus *immobile*, et surtout d'un
utérus fixé par des lésions inflammatoires, ou de l'infiltration carcinomateuse, comme celui que je vous montre (je l'ai extirpé
récemment en 6 minutes 1/2 devant MM. Williams (Londres),
E. Fraenkel (Breslau), etc., et que deux de mes collègues fort

autorisés, avaient considéré comme impossible à enlever en raison de la fixation et de l'infiltration des ligaments larges), on ne peut arriver à un bon résultat que par la méthode des pinces. Si j'insiste sur le peu de durée de l'opération, ce n'est pas que je considère cette donnée comme capitale ; pourtant on avouera qu'il y a une grande différence entre une opération qui dure une heure ou une opération qui n'exige qu'une narcose de 10 minutes. Je n'insiste pas non plus sur l'énorme économie de sang que l'on fait. Je ne crois pas davantage qu'on doive préconiser cette opération dans tous les cas de carcinomes utérins inopérables par la méthode des ligatures. Je constate seulement que ce procédé permet de reculer les limites de l'opération et nous oblige à opérer des malades que nous aurions dû abandonner à elles-mêmes, si nous n'avions eu à notre disposition que les ligatures.

On a fait remarquer en outre, pour nous empêcher d'opérer dans ces cas, que la bonne chirurgie exigeait que l'opération portât en plein tissu sain et que, dans les cas où les pinces seules seraient à employer, l'on devait se borner à des grattages, des cautérisations chimiques ou des pointes de feu.

Mais, puisqu'il ne faut point dans ces cas songer à la guérison du cancer, je considère comme plus avantageux d'enlever en une seule fois par l'extirpation de l'utérus tous les tissus carcinomateux qui menacent de s'éliminer peu à peu par le processus nécrobiotique connu, plutôt que de les enlever peu à peu par différents moyens n'agissant qu'incomplètement à chaque intervention. Vous voyez que j'envisage ici l'extirpation de l'utérus comme un moyen de traitement palliatif du cancer et, à mon avis, cette manière de voir en vaut bien une autre. D'ailleurs j'ai constaté que le carcinome, à la guérison radicale duquel je ne crois guère quand il présente déjà une grande extension, peut rester 2 ans 1/2 sans récidives, quand on le traite ainsi ; peut-être même pourrait-il guérir !

Les façons dont on obtient la guérison dans les 2 méthodes est la même pour les opérées ; en effet, les douleurs qui suivent l'application des pinces et persistent pendant leur séjour peuvent être réduites à un minimum presque insignifiant, quand on a acquis une notable expérience de la forcipressure. Puis, quand les pinces sont enlevées, — ce qui se fait dans le lit, — qu'on ait fait des ligatures ou employé la méthode des pinces à demeure, la guérison survient de la même manière. Je puis d'autant mieux apprécier la valeur de la forcipressure que j'ai moi-même fait toute une série d'opérations en me servant des ligatures.

J'ai perdu seulement trois malades sur 35 opérées d'hystérectomie vaginale par la méthode des pinces; l'une a succombé à un *coma diabétique*, une autre à l'*infection*, une autre enfin, à l'*iléus*. Je ne dirai rien ici des résultats définitifs que j'ai obtenus, voulant me borner à signaler la technique opératoire que j'emploie désormais.

M. MARTIN (Berlin). — Je conseille l'hystérectomie vaginale pour toutes les maladies de l'utérus impossibles à guérir par les moyens ordinaires, par exemple les métrites hémorrhagiques qui résistent à tous les traitements. Je ferme toujours avec soin la cavité péritonéale après avoir lié les ligaments larges et ne pratique plus le drainage. Pour affirmer la cure définitive, il faut attendre au moins deux ans ; dans ces conditions on ne peut encore rien dire des résultats de l'hystérectomie vaginale, opération trop jeune pour pouvoir être appréciée sainement.

SAJATZKY (Moscou) insiste sur les bons résultats donnés par l'hystérectomie vaginale en Russie. L'âge des malades opérées a varié de 23 à 65 ans. La méthode opératoire employée a été celle de Schroeder, dans laquelle on attire graduellement au dehors l'utérus. La durée de l'opération a varié ; en moyenne elle a été d'une heure. La plaie a été réunie par suture, le drainage employé et le vagin tamponné à la gaze iodoformée. Pour les 40 premiers cas opérés, la mortalité a été de 7 0/0, pour les 40 suivants de 2 0/0 seulement.

Si l'extirpation vaginale est impossible il faut recourir à l'opération de Kraske.

M. KALTENBACH (Halle). Environ 30 pour 100 des cancers de l'utérus qui se présentent au chirurgien sont opérables. Sur

80 extirpations totales vaginales de l'utérus, il n'a eu à enregistrer que 2 morts. Le nombre des récidives est très grand ; on s'en aper-çoit bien si on les recherche avec soin, à ce point de vue les dou-leurs névralgiques, la phlegmatia de la veine urinale sont d'un grand secours.

Czerny (Heidelberg) a pratiqué 3 fois l'hystérectomie par la voie sacrée qui expose bien le paramétrium ; lorsque celui-ci est envahi, c'est à cette voie qu'on doit recourir.

Fraenkel (Breslau) relate un cas d'amputation du col qu'il a faite chez une femme de 34 ans, la malade est morte 8 ans plus tard d'une récidive locale au niveau du moignon. Il est évident que s'il avait fait l'hystérectomie totale la malade aurait été défi-nitivement guérie.

M. Péan. — Avant de lever la séance où a été discutée la ques-tion de l'hystérectomie vaginale, M. Péan, qui la présidait, a tenu à remercier la section de l'honneur qu'elle a fait à la gynécologie française en le nommant président pour une séance où une opération si importante était discutée. Il faut bien le reconnaître dans cette section de gynécologie et d'obstétrique où sont inscrits tant de membres éminents, c'est la gynécologie qui a, la première, fait de grands progrès et montré la route à la chirurgie générale.

C'est elle qui nous a obligés à faire plus attentivement l'asepsie et l'antisepsie, à pincer avec soin les artères, à isoler les opé-rées, etc. Ces méthodes ont été ensuite appliquées avec un grand bénéfice à la chirurgie générale. M. Péan a alors déclaré la dis-cussion close et a remercié à nouveau l'assemblée.

### III. — Indications et méthodes opératoires de l'accouchement pré-maturé artificiel.

M. Calderini (Parme). — Les conclusions déposées par l'auteur ont été les suivantes : 1. Dans l'intérêt de l'enfant on doit aban-donner la provocation de l'accouchement artificiel au-dessous de

7° 1/2 dans les bassins rachitiques. — 2. Dans les bassins rétrécis, non rachitiques, les précautions antiseptiques permettent de provoquer l'accouchement prématuré artificiel jusqu'à 8° 1/2 et même davantage dans certains cas. — 3. La mortalité des enfants nés vivants, à la suite de l'accouchement prématuré artificiel, peut être diminuée avec des soins spéciaux. — 4. Les précautions antiseptiques ont fait de l'accouchement prématuré artificiel une grande ressource thérapeutique dans beaucoup de maladies compliquant la grossesse. — 5. Les méthodes les meilleures pour provoquer l'accouchement prématuré artificiel sont pour les bassins rétrécis, les douches chaudes avec l'irrigation ordinaire, à travers le spéculum de Fergusson et l'introduction d'une bougie pleine jusqu'au fond de l'utérus. Il est souvent convenable d'associer la ponction des membranes avec les méthodes sus-indiquées.

Le résultat des différentes méthodes opératoires employées en Italie dans les rétrécissements du bassin serait le suivant, d'après des statistiques récentes : La version pratiquée 65 fois aurait occasionné 3 fois la mort de la femme et 21 fois la mort de l'enfant ; soit 4,30 0/0 de mort pour la mère et 32,30 0/0 de mort pour l'enfant. Dans 193 cas de forceps au détroit supérieur, on a eu à enregistrer la mort de 14 femmes et de 45 enfants, soit 7,25 0/0 de mort et 23,31 0/0. La perforation avec 144 cas fournit 20 morts, soit 13,88 0/0 de mortalité pour la mère.

L'opération de Porro pratiquée 59 fois a été suivie 19 fois de la mort de la mère et 9 fois de la mort de l'enfant, ce qui donne une proportion de 32,20 et 15,51 0/0 de mortalité, tandis que l'opération de Sänger a donné 10 morts de femmes et 2 d'enfants pour 23 cas, soit une proportion de 43,47 et 8,69 0/0.

Pour 305 cas d'accouchement prématuré artificiel il y a eu 14 décès pour les mères et 82 pour l'enfant, soit 4,59 et 26,88 de mortalité. Quant à la symphyséotomie, elle donne une proportion de 13,04 et 21,74 fournie par 3 décès de la mère et 5 de l'enfant sur 23 cas.

La mortalité des femmes semble croître de la version à l'accouchement prématuré artificiel, la symphyséotomie, au forceps, à la perforation crânienne, à l'opération de Porro et à celle de Sänger.

La mortalité de l'enfant, au moment de l'accouchement, croît au contraire de l'opération de Sänger à celle de Porro, à la symphyséotomie, au forceps, à l'accouchement prématuré artificiel et à la version. Par suite les opérations qui doivent avoir la préférence dans les rétrécissements du bassin sont donc l'accouchement prématuré au-dessus de 75 millim., si la femme se présente à temps et la version, de préférence la version bipolaire, au terme de la grossesse.

Dans l'intérêt de l'enfant on devrait préférer l'opération césarienne ; mais la mortalité des femmes est encore trop grande pour qu'on doive lui donner la préférence, dans les cas où sont praticables l'accouchement prématuré artificiel, la version ou le forceps, dont les résultats peuvent d'ailleurs s'améliorer encore.

M. Le Dr DOHRN (Kœnigsberg), — J'ai, pour ma part, pratiqué l'accouchement prématuré artificiel chez 76 femmes. En réunissant ces cas à ceux des autres accoucheurs allemands, j'obtiens un total de 318 accouchements prématurés artificiels avec une mortalité de mères de 5 0/0 et une proportion de 60 0/0 d'enfants conservés vivants. Ces résultats peuvent certainement être encore améliorés par une antisepsie rigoureuse et la détermination exacte des dimensions du bassin et du fœtus ; mais il sont d'ores et déjà bien supérieurs à ceux de la crâniotomie et de l'opération césarienne. En effet, la première sacrifie l'enfant et donne, en outre, une mortalité plus élevée (5,6 0/0 dans les cliniques de Berlin, de Halle et de Leipzig). Quant à la seconde, il est vrai qu'elle conserve la vie à 87 0/0 des enfants, mais la différence entre ce chiffre et celui de 60 0/0 pour l'accouchement prématuré artificiel n'est pas assez considérable pour compenser la plus grande mortalité de l'opération césarienne, qui est d'environ 8,6 0/0 (Léopold).

J'estime donc que l'accouchement prématuré artificiel est préférable à l'opération césarienne et à la crâniotomie, et qu'il est indiqué dans les bassins rétrécis (7 à 8 centimètres).

M. PARVIN (Philadelphie) étudie les indications fournies par la mère et insiste sur :

1º Les vomissements incoercibles. Il a réuni 10 observations avec 2 morts accidentelles ; 5 enfants vivent.

2º Les lésions rénales.

3º Les lésions cardiaques. Ici une statistique exacte est impossible, car les cas diffèrent considérablement de l'un à l'autre.

4º Lésions pulmonaires (bronchite capillaire, pneumonie, œdème pthisie ; 10 cas, 6 guérisons).

5º Les lésions nerveuses (éclampsie, méningites, 9 cas, 6 guérisons.

6º Les maladies infectieuses aiguës.

7º Avant tout et surtout les rétrécissements du bassin (870 sur 988 cas d'accouchement prématuré).

M. SAENGER. — Il ne faut pas se laisser effrayer pour la césarienne par les 43 0/0 de mortalité de la statistique italienne de Calderini. L'ensemble de 250 opérations modernes donne 22 0/0 de mortalité, et si on prend les chiffres choisis de Zweifel, Léopold, Schauta, Saenger, la mortalité n'est que de 5 0/0. Dès lors, on peut discuter l'intérêt de l'enfant. Il faut reconnaître, il est vrai, d'après les tableaux de Dohrn, qu'à ce point de vue les progrès ne sont pas encore bien grands.

M. LOEHLEIN (Giessen) s'élève contre l'opinion que la césarienne restreint le domaine de l'accouchement artificiel. Par l'accouchement artificiel, qu'il pratique de préférence de la 35ᵉ à la 36ᵉ semaine, sa mortalité est de 0.

M. FEHLING a pratiqué 60 accouchements prématurés, sans décès pour les mères et avec 80 0/0 d'enfants vivants. Ces enfants, il est vrai, succombent ensuite en grand nombre, mais il en est de même de la césarienne.

M. HALBERTSMA (Utrecht). Le chiffre de mortalité de l'éclampsie malgré les progrès que l'on a faits dans son traitement médical, restant toujours élevé, l'auteur a pensé que dans les cas tout à fait critiques, l'opération césarienne permettrait de sauver à la fois la mère et l'enfant. Aussi y a-t-il eu recours dans deux cas, et les deux fois avec succès.

La césarienne dans l'éclampsie a été, jusqu'à l'heure actuelle, pratiquée six fois en Hollande. Dans un seul cas, où l'opération fut faite *in extremis*, et sans suture utérine, la femme est morte. Des enfants, un seul, né avant terme (commencement du 8e mois lunaire), succomba peu après l'accouchement. L'opération, non seulement ne provoqua pas de nouveaux accès, mais mit promptement fin aux convulsions. D'autre part, l'hémorrhagie, habituellement plus considérable dans la section césarienne, loin d'avoir été nuisible, parut au contraire exercer une influence favorable.

*Conclusions.* — 1) Dans l'éclampsie, se manifestant vers la fin de la grossesse et au début du travail, on peut pratiquer l'opération césarienne.

2) Dans les cas défavorables, dans ceux, par exemple, d'anurie complète, on peut, si cela est nécessaire, recourir aux opérations dangereuses.

3) Qu'on ne laisse pas la femme mourir non accouchée.

BALANDIN (St-Pétersbourg). — Cette communication repose sur 43 accouchements prématurés, pratiqués par l'auteur lui-même, avec seulement l'assistance d'une sage-femme expérimentée.

On s'efforce surtout de réaliser une asepsie aussi entière que possible des organes génitaux, des régions voisines, des instruments et objets employés, etc. Les deux procédés de provocation du travail, habituellement employés, sont l'application de la sonde-bougie et la ponction des membranes ; de plus, comme opérations auxiliaires, on a recours aux douches, aux injections entre l'utérus et l'œuf (solution boriquée à 2 p. 0/0, ou eau stérilisée à 27° R. et à l'électricité.

L'introduction de la sonde n'agit souvent que lentement, après plusieurs jours, après plusieurs semaines, parfois même pas du tout. Il semble que l'efficacité de ce procédé décroît d'autant plus que l'on réalise une antisepsie plus rigoureuse. Par contre, le séjour prolongé de la sonde ne s'est jamais accompagné de la plus légère réaction fébrile, et n'a jamais été l'origine d'accidents consécutifs.

Les contractions utérines, après la ponction des membranes, peuvent en certains cas ne survenir que tardivement, ou même faire absolument défaut. Il en est surtout ainsi quand on a affaire à des utérus peu excitables, à parois relâchées. Dans un cas, il y eut, après rupture des membranes, écoulement intermittent d'eau durant huit jours, sans apparition de contractions.

En semblables circonstances, il faut souvent recourir à d'autres opérations. Le plus souvent, l'auteur a fait la dilatation digitale du col, pratiqué la version d'après la méthode de Braxton Hicks, abaissé un pied et procédé lentement à l'extraction.

*De toutes les mères, pas une n'a succombé.* Mêmes celles chez lesquelles la marche de l'accouchement a été très prolongée, et qui de ce fait se trouvaient fort déprimées, celles aussi chez lesquelles il fallut pratiquer la dilatation et l'évacuation manuelle de l'utérus, toutes, en un mot, restèrent avant, pendant l'accouchement et les suites de couches, sans présenter la moindre réaction fébrile.

En ce qui concerne les enfants, depuis surtout que l'accouchement artificiel fut forcé, à propos, le pronostic s'est notablement amélioré. Dans la dernière série de 20 cas, tout en admettant qu'il faille accorder au hasard un certain rôle, il y a eu 19 enfants vivants ; tandis que dans la 1re série la proportion des enfants vivants avait été seulement de 68 p. 0/0.

*Conclusions.* — L'accouchement artificiel est, sous la sauvegarde de l'antisepsie et de l'asepsie, une bonne opération pour la mère et pour l'enfant.

Toutefois, ce n'est pas toujours (difficultés de déterminer exactement le moment opportun, apparition souvent très tardive des contractions, etc.), une entreprise facile à conduire.

Le grand danger pour l'enfant, comme on le savait déjà pour la mère, est dans la septicémie. A mesure que les précautions antiseptiques et aseptiques se perfectionnent, le pronostic, quant à l'enfant, s'améliore parallèlement. Malgré la marche souvent très lente de l'accouchement prématuré, en dépit aussi des procédés chirurgicaux compliqués, sérieux, souvent nécessaires, le nombre des enfants vivants s'élève ; leur vitalité paraît même plus grande.

Il existe deux sortes d'utérus : utérus résistants, élastiques, utérus mous. Les premiers sont facilement excitables ; les méthodes usuelles provoquent toujours, plus ou moins tôt, des contractions. Toutefois, il est des cas dans lesquels on ne voit survenir que très tardivement des douleurs franches, vraiment expulsives ; parfois, même, celles-ci ne se montrent pas. Il faut alors, et sans trop attendre, procéder par d'autres opérations à l'évacuation de l'utérus.

On peut, de cette marche absolument apyrétique, dans l'accouchement prématuré, du travail et des suites de couches, en considération des moyens prophylactiques employés avant cette opération, tirer peut-être quelque enseignement utile sur la question de l'auto-infection.

### IV. — De l'emploi de l'électricité en gynécologie.

M. Apostoli (Paris). — Le *courant galvanique constant* trouve son indication principale en gynécologie dans l'*endométrite* et le *fibrome ;* souverain contre les troubles circulatoires et douloureux (aménorrhée, dysménorrhée et métrorrhagie), il est d'un puissant secours pour arrêter l'évolution des néoplasmes bénins et aider à la résorption des exsudats péri-utérins. Il exerce une action résolutive très salutaire dans beaucoup de phlegmasies péri-utérines et dans certaines ovaro-salpingites catarrhales ; mais il est inefficace et même nuisible à haute dose, surtout si le pôle intra-utérin est négatif, contre les phlegmasies suppurées des annexes.

Son intolérance variable, qui grandira avec l'état inflammatoire des annexes, devra servir de précieux moyen de diagnostic pour nous fixer sur l'existence et la nature des collections liquides (hématiques ou suppurées) péri-utérines, méconnues, ou simplement soupçonnées, et devra servir à précipiter, dans ce cas, une intervention chirurgicale retardée ou refusée.

*Les applications galvaniques élevées*, employées d'une façon variable, au-dessus de 50 milliampères, suivant la tolérance des malades et les multiples indications cliniques, forment la base fondamentale de la méthode d'Apostoli.

Si l'application vaginale du courant galvanique (qui est la méthode créée par M. Chéron pour les fibromes seulement, et appliquée depuis par A. Martin, Brachet, Ménière, Onimus, Carpenter, Mundé, etc.) donne des résultats, ils sont très inférieurs à ceux des applications *intra-utérines* qui doivent rester la *méthode de choix*.

*a.* — Parce qu'elle utilise avant tout le maximum du courant débité et de son énergie.

*b.* — Parce qu'elle utilise l'action antiseptique du pôle positif qui est toute locale, et qui s'éteint dans le circuit interpolaire, et au niveau du pôle négatif.

*c.* — Parce qu'elle met souvent à contribution l'action dérivative et caustique de l'application intra-utérine, traitant ainsi du même coup, soit l'endométrite simple, soit l'endométrite qui complique si souvent et les fibromes et les phlegmasies péri-utérines, assurant ainsi une guérison plus rapide, plus complète et plus permanente.

*d.* — Parce qu'elle permet mieux que les applications vaginales d'atténuer la douleur et de rendre plus tolérables l'emploi des hautes doses, et qu'elle assure enfin une efficacité plus grande en rendant possible un accroissement de l'intensité appliquée et de l'irrigation sanguine qu'elle entraîne.

L'innocuité de sa thérapeutique intra-utérine s'affirme : d'abord par l'innocuité parallèle des méthodes chimiques et sanglantes de curage intra-utérin, et surtout par les chiffres des statistiques recueillis dans le monde entier, et en particulier par la sienne. — De juillet 1882 à juillet 1890, il a fait 11,499 applications galvaniques qui se répartissent ainsi : — 8,177 galvano-caustiques intra-utérines positives; 2,486 galvano-caustiques intra-utérines négatives; 222 galvano-punctures vaginales positives; 614 galvano-punctures vaginales négatives.

Il a traité 912 malades comprenant : 531 fibromes, 133 endométrites simples et 248 endométrites compliquées de phlegmasies péri-utérines et qui se divisent en :

Clinique : 313 fibromes, 70 endométrites simples, 163 endométrites compliquées de phlegmasies péri-utérines.

Cabinet ou ville : 218 fibromes, 63 endométrites simples, 85 endométrites compliquées.

Il a eu trois décès, imputables à des fautes opératoires (deux galvano-punctures, dont une pour fibrome sous-péritonéal, et l'autre pour une ovaro-salpingite; une galvano caustique pour un kyste de l'ovaire pris pour un fibrome).

Il a observé 30 cas de grossesses survenues après des applications galvaniques intra-utérines.

Spanton (Hanley, Angleterre). D'après l'auteur, le traitement électrique, d'après la méthode d'Apostoli, réduit le volume des *tumeurs utérines*, supprime les hémorrhagies, et délivre les femmes des douleurs provoquées par les tumeurs. Il communique plusieurs cas, dans lesquels il a eu recours à des courants de 100-285 milliampères; dans quelques-uns de ces cas la tumeur disparut complètement et le retour à la santé fut parfait.

Léop. Meyer (Copenhague). D'une manière générale, l'auteur aurait retiré de bons résultats du traitement des fibromes par le courant galvanique. Ces résultats sont surtout symptomatiques. En terminant, il adresse des remerciements au D<sup>r</sup> Apostoli pour l'impulsion qu'il a su imprimer au traitement électrique, en gynécologie.

M. le D<sup>r</sup> Georges Gautier (de Paris) fait une communication *sur le traitement des fibromes utérins et de l'ovaro-salpingite suppurée par les courants continus.* En voici les conclusions sommaires : 1º Depuis huit années, il prend part aux tentatives d'applications de l'électricité en gynécologie; aussi, il lui est facile de se faire une opinion sur les perfectionnements de la méthode d'Apostoli dont il a été le premier assistant. 2º Il prétend que la guérison symptomatique des fibromes est en rapport avec l'intensité électrique utilisée, que cette intensité est proportionnelle à la tolérance variable des malades; que le pôle positif est sans conteste, au-dessus de 100 milliampères, hémostatique et antiseptique, que l'action locale est secondaire alors que l'action interpolaire est plus efficace et indispensable à utiliser ; que cette action interpolaire sur les fibromes, justifie la galvanocaustique intra-utérine et surtout la galvanopuncture qui est le procédé de choix, car elle abrège la durée du traitement, augmente la régression des fibromes et diminue les récidives. 3° Il rappelle sa statistique ancienne de 67 cas (mémoire lu à l'Académie de médecine de Paris, avril 1890) et rapporte 28 cas nouveaux, en faisant observer, que ses malades ont été soignées moins longtemps, que les premiers résultats ont été plus rapides, que la guérison symptomatique se maintient et que, dans deux cas, des masses énormes de fibro-myômes sous-péritonéaux, ont diminué dans des proportions d'un 1/3 et que ces deux malades, après 8 et 12 séances, dont 2 galvanopunctures à chacune, ont pu reprendre des occupations fatigantes et bien se porter.  Il mentionne que le pôle positif produit dans l'utérus une cautérisation complète de la muqueuse qu'elle dessèche et que l'examen microscopique après l'hystérectomie démontre qu'à une dose très élevée (100 m. m.) la muqueuse seule est intéressée par cette cautérisation (Sneguireff). 4° Dans les ovaro-salpingites suppurées, il ne conseille que la galvanocaustique chimique négative, à faible intensité, de 20 à 80 m.m. Ses malades au nombre de 8, avaient consulté des chirurgiens qui unanimement conseillèrent la laparotomie ; sous l'influence du traitement galvanique la suppuration a diminué ainsi que les douleurs, et la restauration des forces a été manifeste. Ces résultats qui ne sont pas éloignés, ne lui permettent pas de porter des conclusions et ils seront le but d'un prochain mémoire. 5° En résumé, il s'appuie sur une pratique déjà longue, pour donner la préférence à la galvanopuncture, comme traitement de choix des fibromes de l'utérus, qu'il faut utiliser avec une antisepsie parfaite et pour condamner les applications extra-utérines, dont le modus faciendi, repose sur une théorie fausse et dont les résultats sont illusoires.

E. Noeggerath (Wiesbaden). *Traitement des kystes ovariques par le courant induit.* — 1) Le courant employé est, en quelque sorte, quantitatif, c'est-à-dire que le fil induit est assez fort, ainsi qu'il est la plupart du temps dans les appareils d'induction les plus en usage.

2) Le pôle négatif du courant secondaire, sous forme d'une éponge humide fixée sur une poignée isolée, est appliqué dans le vagin, tandis que le pôle positif — électrode-éponge, humide — sous forme de plaque de la largeur de la paume de la main, est appliqué sur le ventre.

3) Le courant est juste assez fort pour qu'il soit seulement perçu par la malade, mais la durée de la séance est au moins de demi-heure, encore se prolonge-t-elle, dans la suite du traitement, jusqu'à une heure. Il suffit de trois applications par semaine.

Le traitement est poursuivi jusqu'à ce qu'on ait constaté une diminution notable (6-8 semaines), puis l'on attend l'action éloignée du traitement, qui manque rarement. Les indications spéciales de cette thérapeutique sont les grosses masses de kystes proliférants, uni et multiloculaire, de petit et moyen volume.

Dans ces cas, le traitement électrique s'est montré extrêmement efficace. Il est beaucoup plus actif que le courant constant dans les cas de fibro-myômes. L'échec du traitement permet de conclure à la malignité de la tumeur.

### L'objectif physiologique en gynécologie. Nécessité d'une chirurgie conservatrice.

M. Doléris (Paris). — La gynécologie a traversé trois périodes très distinctes : période obstétricale, période médicale, période chirurgicale, et chacune d'elles lui a apporté son contingent utile ; données anatomiques, physiologiques, pathologiques ou thérapeutiques.

Lorsqu'on étudie l'évolution de la gynécologie dans les différents pays, on voit qu'elle n'a pas été la même partout; mais partout on retrouve, à un moment quelconque, l'influence prédominante de l'obstétrique, de la médecine interne ou de la chirurgie.

Après des tâtonnements commandés par l'insuffisance ou l'insuccès de la thérapeutique médicale, la gynécologie est entrée résolument dans la voie chirurgicale, et nous assistons certainement à sa phase la plus brillante, celle où elle a compté les progrès les plus rapides et donné les résultats les plus certains. Il serait donc injuste de ne point persister, mais il n'en faut pas moins reconnaître que des tentatives ont été faites et qu'il s'en fera encore, sans doute, pour la ramener à certaines pratiques dites médicales, plus anciennes et moins sévères en apparence que celles de la chirurgie actuelle.

Ces essais de retour à la prépondérance de la thérapeutique dite médicale, sont, à ce qu'il me semble, la preuve qu'il manque à la gynécologie une base solide, ou que du moins, cette base est méconnue par beaucoup de gens dans le choix des interventions. Ils prouvent aussi qu'il existe dans le public médical des éléments nombreux de réaction alimentés par les succès apparents ou réels de la chirurgie gynécologique.

Ce sont ces deux points que je veux, non pas étudier à fond, mais signaler à l'attention du public gynécologique.

Je crois qu'il est nécessaire, en effet, d'éveiller dans la masse récalcitrante ou hostile, parce qu'elle ne comprend pas, parce qu'elle ne sait pas faire, ou qu'elle se méfie, cette idée que les procédés thérapeutiques que nous employons ne sont point désormais liés à des hasards ou à des caprices opératoires, mais qu'ils sont déduits d'idées scientifiques solides.

La physiologie, telle est la base de ces idées et leur point de départ. La conservation de la fonction, tel est le but primordial.

Il me suffira de parcourir rapidement le domaine gynécologique pour faire saisir ma pensée.

*Endométrite du corps.* — Si d'abord on considère l'affection commune entre toutes, l'endométrite du corps de l'utérus, faut-il accepter qu'il est indifférent de détruire la muqueuse malade avec un instrument forcément limité dans son action, la curette, ou avec un caustique violent ? Des deux façons on guérit, disent les adversaires de l'instrument ; le choix est donc indifférent ; et il se trouve des chirurgiens pour accepter qu'il y a parité dans les effets obtenus. Cet éclectisme est commode, mais il n'est point scientifique. En effet, sans sa muqueuse, l'utérus n'est rien, c'est la muqueuse qui constitue l'organe essentiel de la nidation et de la nutrition de l'embryon. Elle est la *matrice* véritablement.

Son élément noble est la cellule déciduale et si l'on voulait réduire la muqueuse utérine à un schéma, c'est par la cellule déciduale qu'il la faudrait représenter. Elle élabore les premiers aliments destinés à l'embryon, et si j'en crois mes recherches personnelles sur la caduque humaine, recherches postérieures à celles de Masquelin-Swaen, Creighton, etc., sur la caduque des animaux, c'est elle qui par ses transformations diverses constitue, par fusionnement, le réseau néo-vasculaire du placenta définitif. Détruire la muqueuse dans son épaisseur entière, c'est détruire irrémédiablement la fonction ; or, les caustiques violents à demeure dans la cavité utérine donnent ce résultat malheureusement trop souvent.

Sous prétexte de réaction contre le curettage, nous avons vu récemment réapparaître l'usage du chlorure de zinc, il faudrait dire l'abus ; et, outre les accidents, des faits nombreux ont été notés de disparition de la fonction menstruelle, d'atrésie excessive du conduit utérin, et même de dystocie grave. Dans un cas publié par Fochier de Lyon, il existait au moment de l'accouchement un anneau cicatriciel épais et incoercible au-dessus de l'orifice interne, assez résistant en somme pour empêcher le passage du fœtus et nécessiter l'embryotomie.

C'est donc ici que l'anatomie et la physiologie interviennent pour dire : celui qui met au contact de la muqueuse utérine un caustique violent doit savoir qu'il risque de ne laisser point trace d'éléments vivants de cette muqueuse, et qu'une cicatrice fibreuse rétractile, tissu mort pour la fonction, stérile par conséquent, remplacera la muqueuse malade mais vivante. Au contraire la curette qui abrase la même muqueuse laisse persister et vivre des parcelles du derme, des culs-de-sac glandulaires logés entre les faisceaux superficiels de la musculeuse. Le lavage antiseptique de la surface abrasée suffira à assainir ces vestiges sans les détruire. Il reste là, comme après la déhiscence de l'œuf dans l'accouchement, la graine nécessaire et suffisante à la restauration d'une nouvelle muqueuse.

Entre ces deux procédés il ne faut donc pas dire qu'il y a parité puisqu'en résumé l'un c'est la vie persistante, l'autre c'est la mort de l'organe dans sa fonction unique. Lorsque malgré tout, le praticien choisit l'un ou l'autre des procédés, il est bon qu'il sache au juste ce qu'il choisit. Ce sont là de petites choses, mais je pense qu'il est bon d'y insister parce que ce sont là des choses de tous les jours.

*Métrite cervicale.* — Je passe à la métrite cervicale qui d'ailleurs prête à des considérations analogues.

En présence de l'ectropion inflammatoire rebelle, la tentation est grande d'user des caustiques à titre d'essai au début, à titre définitif quand il s'agit du fer rouge.

On sait que l'épidermisation de l'ectropion ainsi obtenue est peut-être plus souvent le point de départ de l'inclusion folliculaire, et par suite de la métrite cervicale scléro-kystique que d'une atrophie définitive de la muqueuse malade. C'est donc là un résultat hasardeux qu'il faut éviter.

La chirurgie conservatrice doit donc s'armer du couteau et détruire les tissus malades par une section nette. L'opération plastique qui enlève est le moyen conservateur par excellence. Ce n'est pas le moins singulier contraste de cette situation qui nous montre qu'ici la prudence est dans l'action chirurgicale, et que la conservation fonctionnelle totale est dans le sacrifice d'une partie, non dans les méthodes prétendues palliatives.

Je suis hautement partisan du traitement plastique des lésions du col dès que le processus tend à la chronicité. Même dans les cas qui paraissent assez simples, l'expérience m'a démontré que les moindres de ces lésions sont souvent incurables par tout autre traitement.

*Déformations.* — Les déformations d'origine inflammatoire, comme l'*allongement du segment moyen* avec flexion exagérée et atrésie de l'*orticum internum*, la déformation de la portion vaginale avec atrésie et déplacement de l'*ostium externum*, surtout quand elles s'allient au développement anormal du vagin, mettent obstacle à la fécondation ; même quand le processus inflammatoire qui a causé les autres lésions a disparu à la longue, spontanément ou par suite d'un traitement, souvent il persiste des conditions mécaniques défectueuses. Il faut remarquer que ces conditions anormales sont absolument l'inverse de celles qui existent chez la femme vierge que l'on peut considérer comme présentant les conditions idéales pour la conception.

On constate l'ampliation exagérée du cul-de-sac du vagin là où devrait exister une calibration régulière ou cylindrique ; on trouve la longueur exagérée de la portion vaginale du col et l'étroitesse de l'orifice là où devrait exister un col court et suffisamment ouvert. Je rappelle l'altération inflammatoire de l'appareil de sécrétion du col qui s'y ajoute. La restauration de l'état physiologique peut dès lors se formuler par cette donnée à réaliser : « Remettre approximativement les parties comme elles sont dans l'état virginal. » Le but est net, précis et justement il cadre avec les lésions.

Ici la chirurgie, pour être conservatrice, sera, permettez-moi le mot, impitoyable pour chaque élément pathologique. La reconstitution plastique des organes doit marcher de conserve avec la guérison de l'inflammation. Il ne faut pas qu'une fois la femme guérie de la *maladie*, le but physiologique de la restauration fonctionnelle ayant été méconnu ou négligé, la stérilité persiste. Il ne faut pas, dis-je, que la possibilité de la conception devienne affaire de chance, il faut que le résultat soit préparé volontairement, intentionnellement, par le gynécologue qui intervient.

Dans cet ordre d'idées, la conduite doit être franchement active et c'est dans ces conditions, je crois, que la chirurgie restauratrice de la fonction, a le devoir de viser au plus haut et au plus parfait résultat qu'elle puisse atteindre.

*Déviations.* — Je ne voudrais pas m'étendre plus longtemps sur la question des déviations utérines, principalement le prolapsus et les rétro-déviations, mais ici encore il y a un choix à discuter avec l'aide des bases anatomo-physiologiques.

Il me semble que beaucoup d'idées théoriques ont prévalu, qui n'auraient jamais été solidement défendues si on avait pensé à mettre en œuvre le rôle naturel des soutiens et des ligaments des organes au lieu d'user d'artifices éphémères et antiphysiologiques.

Je pense qu'en eux-mêmes, tous les procédés basés sur les adhérences artificielles de la matrice avec le péritoine pariétal sont des procédés aléatoires en ce qu'il n'est pas permis de compter sur de telles adhérences comme soutiens solides. Tous les jours nous voyons des adhérences séreuses s'allonger, s'affaiblir et parfois disparaître. Quel peut donc être le sort de celles qui unissent le fond de l'utérus à la paroi abdominale ? Elles sont sans aucun doute à la merci d'un accident, d'un effort, d'un traumatisme et finalement d'un retour spontané de l'organe à sa position anormale.

Si par hasard la femme devient enceinte, il ne peut être douteux que l'utérus perdra ses adhérences avec la paroi du ventre. Il y a des cas heureux, je ne l'ignore pas, mais il se peut qu'ils appartiennent surtout à des cas de rétroversion légère ou simple, ou bien à des déviations compliquées d'inflammation des annexes, dont on a pratiqué l'extirpation.

La discussion pourrait m'entraîner trop loin ; mais je pose la question de savoir s'il ne convient pas mieux de restaurer les supports naturels de l'utérus et les ligaments utérins qui sont des agents physiologiques dont la destination mécanique est démontrée largement, que de créer des rapports anormaux aux organes par le moyen d'un processus pathologique parfaitement infidèle. Pour moi, la réponse est faite : j'ai trouvé dans les opérations plastiques vaginales, combinées aux résections des ligaments allongés ou devenus atones à leur extrémité périphérique, la réalisation pratique du retour à l'état normal. J'ai vu la grossesse survenir 7 fois dans de telles conditions sur une statistique de 60 cas environ, dans le court espace de 3 années ; dans un cas j'ai guéri la stérilité chez une femme mariée depuis 7 ans et je possède nombre de cas non personnels du même résultat. A côté de ces faits j'ai vu le retour de la déviation dans près de la moitié des cas après la fixation abdominale de la matrice et je ne pense pas que la stérilité ait jamais été guérie par ce procédé.

S'il s'agit de déviations liées à des tumeurs inflammatoires des annexes la question se complique et déjà nous arrivons à la discussion de la conduite à suivre dans les cas particuliers de la salpingite, de l'ovarite et des exsudats péritonéaux autres de la trompe et de l'ovaire.

*Ovaro-salpingite.* — Je ne veux pas recommencer le débat entre le procédé qui sacrifie radicalement les organes enflammés et celui qui consiste à attendre beaucoup des procédés d'expectation unis à une thérapeutique conservatrice.

Sans être conservateur à outrance, je ne saurais cacher que j'ai été souvent bien inspiré en réservant pendant plusieurs mois une opération radicale, car j'ai vu la guérison obtenue par ce que nous appelons les *petits moyens*, c'est-à-dire : dilatation de la matrice, curage, drainage prolongé, révulsifs, repos, balnéation, massage, électricité, etc. Je ne puis mieux faire que de fournir les résultats d'une statistique assez nette pour être publiée.

Sur 140 cas pris dans une période d'observation de 2 années et suivis assez longtemps, j'ai obtenu, dans plus du tiers des cas, par de simples conseils médicaux, le repos, les révulsifs, etc., une amélioration suffisante, pour que les malades aient refusé une intervention quelconque.

Dans 30 autres cas, plus rebelles et avec récidives multiples, j'ai fait la thérapeutique intra-utérine avec succès, sauf dans 8 cas où il s'agissait 2 fois de végétations papillaires de la trompe (endosalpingiennes), une fois de kystes multiples et volumineux du pavillon qui succédaient à l'atrophie des lésions salpingitiques, 3 fois de pyosalpinx, 2 fois de grossesse tubaire abortive ancienne. Reste donc un total de 22 malades qui sont restées sinon guéries, du moins assez améliorées pour ne sentir aucun trouble de l'affection ovaro-salpingienne, et si je les considère simplement comme améliorées, ce n'est pas qu'elles se plaignent, mais uniquement parce que j'ai occasion de les revoir de temps à autre et que je trouve encore des vestiges de l'ancienne maladie.

Dans 25 cas où j'ai opéré des lésions *salpingo-ovariques* invétérées liées à une déviation, rétroversion ou prolapsus, je reconnais seulement *deux* insuccès, l'un causé par un fibroïde du segment moyen de l'utérus et l'autre par un développement kystique multiloculaire de l'ovaire. Dans les autres cas, la guérison de la déviation a été obtenue ainsi que la cessation complète des troubles dépendant de l'inflammation des annexes. Deux malades sont devenues enceintes : l'une, stérile, est arrivée à terme, l'autre a avorté par suite d'un cathétérisme intempestif, au deuxième mois.

Enfin dans 39 cas, j'ai opéré d'emblée la laparotomie et l'extirpation en raison de la répétition fréquente des récidives, ou de la coexistence de petits néoplasmes, ou de l'existence à peu près démontrée de lésions indéniables par leur ancienneté, telles que pyosalpinx, hématocèles tubaires, ovarites hémorrhagiques à gros kystes, tumeurs diverses, etc.

En résumé, je puis donc dire que, si dans un tiers des cas environ j'ai opéré primitivement l'extirpation des annexes, dans 39 cas, secondairement dans 10 autres, ce qui porte à 49 le chiffre des femmes opérées de la statistique de deux années, j'ai guéri *symptomatiquement* les deux autres tiers sans opération ou avec des interventions minima.

De plus, sur le chiffre des femmes non opérées radicalement, j'ai observé avec les 2 cas de grossesse précédemment cités, 7 autres cas, ce qui fait plus d'un dixième pour cent, et je le répète, l'observation ne porte que sur deux années et sur les malades assidûment suivies.

La conclusion naturelle de ces faits est qu'il y a toujours intérêt à commencer le traitement par la thérapeutique dite médicale, suivie par la chirurgie *minima* et ne recourir aux sacrifices définitifs qu'après échec des autres moyens.

Dans un certain nombre de cas on pourra, ou bien il *faudra* procéder d'emblée à l'extirpation.

*Fibro-myômes.* — Je veux finir maintenant par la question des néoplasmes utérins dont l'histoire se lie à l'évolution des processus fibroïdes diffus ou conglomérés.

L'hémorrhagie et l'accroissement de volume en sont les signes habituels : la douleur s'y ajoute quelquefois.

Parlons des fibroïdes au début.

J'ai entendu vanter avec autorité le sacrifice des annexes ou de la matrice elle-même dans ces cas, qui généralement sont caractérisés uniquement par l'hémorrhagie et dans lesquels on ne peut que suspecter une évolution fibroïde. Je puis apporter ici la démonstration que l'examen patient et direct, uni à la mise en pratique des petits procédés de la chirurgie suffisent parfois à éviter de tels sacrifices, irréparables autant que fâcheux chez les jeunes femmes.

J'ai acquis l'expérience que, par la dilatation progressive qui s'obtient avec les tentes et qui au bout de vingt-quatre à trente-six heures permet déjà le toucher intra-utérin et rend la paroi utérine aussi accessible à la palpation que peut l'être une membrane souple et amincie, le gynécologue peut arriver à découvrir aisément l'existence de fibromes souvent très petits et non soupçonnés. Dans une quinzaine de faits j'ai pu pratiquer ainsi par une intervention rapide l'énucléation de fibromes inclus profondément dans les parois utérines dont la grosseur pouvait varier d'une cerise à une noix.

La dilatation large et progressive par les tentes a rendu saillantes ces différentes tumeurs et leur ablation par la voie intra-utérine a été très aisée le plus souvent.

Je crois en vérité que ce qui manque le plus aux gynécologues modernes habiles dans les grandes pratiques chirurgicales, c'est un peu de patience et le goût du retour à ce qu'avait de bon la vieille gynécologie. De là à démontrer que le procédé conservateur de l'énucléation sous-séreuse préconisé par Martin rentre absolument dans ma thèse il n'y a qu'un pas; aussi a-t-il été largement adopté en France dans les cas qui offrent les conditions favorables à son succès.

J'aurais aimé dire quelques mots du carcinome utérin et du parallèle entre l'hystérectomie totale et l'hystérectomie qui a été à peine touchée par quelques orateurs ici même, parler aussi de l'ablation de l'utérus dans les prolapsus invétérés et excessifs, mais cette dissertation est déjà trop longue.

D'ailleurs il y a une double considération qui domine ces deux conditions : la première c'est que là *où existe le cancer*, on ne saurait jamais accuser un procédé d'être trop radical et, pardonnez-moi le mot, trop destructeur; la seconde, c'est que le prolapsus invétéré, que l'on ne rencontre guère que chez les vieilles femmes, n'a rien à voir avec la conservation de l'espèce, et ici il faudrait craindre d'être trop conservateur. Tout au plus peut-on critiquer le choix des méthodes. Je crois cependant qu'en pareille matière, chaque opérateur connaît mieux que personne ses goûts, ses capacités et ses aptitudes opératoires et pourvu que le but soit rempli, on ne pourrait guère incriminer ses préférences.

Je n'ai pas voulu, dans cette trop longue excursion à travers la chirurgie gynécologique, prétendre tracer des règles; mieux que personne je sais nos desiderata. Je sais que j'ai comme chacun beaucoup à apprendre, mais il m'a paru utile de signaler ce que j'appelle *une condition de succès* de la gynécologie active : c'est la garantie de l'objectif à atteindre. Je crois, en un mot, que la *période physiologique* de notre art est devenue la condition *sine quâ non* de sa stabilité et de ses progrès. Les grands sacrifices dans les néoplasmes dangereux, la chirurgie active, le sacrifice à outrance, soit; mais dans les troubles inflammatoires ou mécaniques, dans les néoplasies bénignes, la patience et la chirurgie réparatrice ou conservatrice; telles sont les deux lignes de conduite qui résument ma pensée.

L'avenir, à mon avis, est aux plus habiles et aux mieux avisés qui guériront sans détruire; il est à ceux dont la tâche restera renfermée dans cette chirurgie conservatrice plus artistique plus brillante et certainement plus ardue, par conséquent plus stimulante que celle dont le seul et unique objectif est l'extirpation radicale des organes. L'avenir est en un mot aux procédés de *restauration* et de *conservation*, non à ceux de *destruction*.


## Des résultats éloignés de l'ablation des annexes de l'utérus.


M. BOUILLY (Paris). — Il m'a paru intéressant de connaître et de communiquer les résultats éloignés d'une opération entrée depuis quelques années dans la pratique gynécologique courante. Cette recherche est la meilleure manière de savoir dans quelle mesure nous rendons service à nos opérées ; elle nous fournit la justification de notre intervention et représente le mode le plus sûr d'appréciation des indications opératoires. Le chirurgien qui peut chez ses malades comparer le passé avec le présent possède de précieux documents d'après lesquels il a le droit de se guider dans l'avenir. Une statistique personnelle de ce genre, même petite, mais rigoureusement exacte, vaut mieux pour son éducation que la lecture de longues colonnes de chiffres empruntés à des temps et à des auteurs différents. C'est une statistique de ce genre que j'ai l'honneur de soumettre au Congrès.

Pour bien limiter le sujet et ne pas aborder un ensemble de faits déjà connus, je laisserai de côté tout ce qui a trait à l'ablation des kystes de l'ovaire proprement dits. L'accord est parfait sur la conduite à tenir en pareil cas et sur l'excellence des résultats immédiats et éloignés. Je dois me borner ici à l'étude des résultats fournis par l'ablation des ovaires et des trompes atteints de lésions inflammatoires, d'origine le plus souvent septique, et présentant une symptomatologie variable suivant la nature, le siège et l'évolution de ces lésions. J'étudierai aussi les résultats fournis par la castration appliquée au traitement des fibromes de l'utérus, cette castration pouvant porter sur des organes sains ou malades.

Les faits que j'ai observés, et sur lesquels est basé ce travail, sont compris dans une période de 3 ans, de 1887 à 1890 ; les opérations pratiquées depuis le commencement de cette année jusqu'à ce jour sont trop récentes pour figurer dans l'étude actuelle. Dans leur ensemble, les faits sont au nombre de 51, mais les résultats ne peuvent être fournis que sur 45 faits bien établis, plusieurs malades ayant succombé aux suites immédiates de l'opération, d'autres n'ayant pu être retrouvées. Je puis fournir comme absolument certaines et définitives les observations prolongées de ces 45 malades.

La variété des lésions, aussi bien que la différence des résultats thérapeutiques, nécessite tout d'abord une classification des faits que mes observations me permettent d'établir de la façon suivante :

I. — *a*. Pyo-salpingites et ovarites suppurées ;

*b*. Salpingites catarrhales et interstitielles avec leurs sous-variétés, hydro et hémato-salpingites.

*c*. Ovarite scléreuse et kystique avec péri-ovarite.

II. — *a*. Dans une seconde partie, je fournirai les résultats don-

nés par l'ablation des annexes dans le traitement des fibromes
utérins.

Il me paraît nécessaire de faire remarquer que toute classification
de ce genre est forcément artificielle et incomplète. Dans nombre
de cas, les lésions de l'ovaire et de la trompe sont associées ou
existent à des degrés variables d'un côté à l'autre ou du même
côté ; en outre, leur propagation au péritoine joue un rôle important dans la symptomatologie, qu'on ne saurait faire apprécier
dans l'étude de l'anatomie pathologique. On est donc obligé de
classer les lésions d'après l'organe le plus atteint ou d'après leur
degré le plus accentué pour ne pas charger la dénomination des
faits. Tout gynécologiste saura bien faire la part des choses.

J'ai pu et je peux encore suivre 28 malades opérées depuis plusieurs années de salpingites ou ovarites suppurées et de salpingites
catarrhales ou interstitielles compliquées ou non de lésions des
ovaires. Les salpingites ou ovarites purulentes comprennent des
cas dans lesquels le pus a toujours été reconnu macroscopique-
ment, où la suppuration a varié depuis quelques grammes jusqu'à
un litre et plus avec tous les intermédiaires. Les poches purulentes
n'ont pas été simplement ouvertes et divisées ; elles ont toujours
été enlevées après décortication et pédiculisation, souvent après
rupture de la paroi et effusion du pus dans l'abdomen.

L'intervention en pareil cas nécessite les manœuvres abdominales les plus complexes, les plus difficiles et les plus périlleuses.
En revanche, les quelques revers donnés par cette opération
sont largement compensés par les résultats définitifs consécutifs
aux succès bien plus nombreux que les échecs. Sur 28 malades
opérées dans ces conditions, j'ai des notes précises et récentes sur
24 régulièrement observées et suivies. Ces 24 femmes, *grandes
invalides* avant l'opération, clouées au lit d'une manière permanente, ou en proie à des poussées péritonéales récidivantes mettant
à chaque fois leur existence en question, sont revenues à une
santé parfaite, ont retrouvé la vie qu'elles croyaient compromise à
tout jamais. C'est merveille de voir leur transformation physique
et morale ; elles représentent un des plus brillants succès de la
clinique abdominale. Une seule, une des premières opérées, souffre

encore parfois de douleurs vagues dans l'aine et la cuisse droits, et le toucher révèle chez elle du reliquat d'une périmétrite antérieure à l'opération.

En revanche, chez toutes les autres, les culs-de-sac vaginaux sont devenus libres, souples et indolents et l'examen actuel ne pourrait faire soupçonner les anciennes indurations, bosselures et tuméfactions caractéristiques des lésions des annexes.

Chez trois malades, opérées d'un seul côté, les règles ont persisté ; mais elles sont devenues régulières, indolentes et peu abondantes, revêtant ainsi les caractères précisément inverses qu'elles avaient avant l'opération. Chez les autres ayant subi une ablation bilatérale, *une fois* les règles ont persisté et vont toujours en diminuant d'abondance, *trois fois* elles sont revenues à intervalles irréguliers et avec abondance, dans l'année qui a suivi l'opération, pour ne plus reparaître ; chez toutes les autres, elles n'ont plus jamais paru.

Les écoulements utérins muqueux ou purulents, antérieurs à l'opération ont toujours disparu, sauf dans un cas ayant nécessité le curettage.

*b.* Bien différents et moins utiles ont semblé les résultats éloignés fournis par l'ablation des salpingites, dites catarrhales. Il s'agit ici de lésions variées commençant à l'inflammation de la muqueuse tubaire, avec épaississement des parois musculaires et fibreuses de la trompe, propagation au péritoine, adhérence aux organes voisins, pouvant se compliquer de la rétention de liquide muqueux (hydro-salpinx), ou de la production d'hémorrhagies dans la cavité tubaire dilatée (hémato-salpinx). Au point de vue symptomatique, le maximum des symptômes douloureux semble devoir être attribué à la péritonite péri-annexiale, aux adhérences et aux traitements dont elle est la cause primitive, avec exacerbations douloureuses provoquées par toutes les causes de raptus congestif ou d'ébranlement abdominal.

Chose remarquable, au point de vue des résultats éloignés, c'est-à-dire au point de vue du soulagement des douleurs, le maximum des succès appartient à l'ablation des lésions en apparence les plus accentuées. Tandis que l'ablation des hémato-salpingites et des hydro-salpingites volumineuses est suivie d'une sédation immédiate des douleurs (2 cas de chaque variété), la même opération destinée à enlever des trompes et des ovaires petits, enveloppés dans des fausses membranes solides, fortement adhérents, ne donne que peu de résultats et reste suivie d'une prolongation des douleurs à peine atténuées par l'intervention. L'explication de ces insuccès ne saurait être trouvée autre part que dans l'ablation incomplète des organes ; dans les deux cas auxquels je fais allusion, les ovaires et les trompes ne purent être amenés que par lambeaux ; une partie du tissu ovarien déchiré dut être abandonnée dans les profondeurs du bassin, et les femmes restèrent réglées, douloureuses et nerveuses. Et la preuve des insuccès par extirpation incomplète m'est fournie de suite par un cas analogue où je pus très complètement enlever la trompe enflammée, adhérente sur une longue étendue à l'S iliaque, enveloppée de fausses membranes péritonéales qui purent être décollées et enlevées.

L'extirpation complète fut suivie d'un succès complet. Et s'il paraît paradoxal au premier abord que l'ablation de petites lésions donne de moins bons résultats que l'extirpation de grosses tumeurs, tout s'explique si l'on a remarqué que l'extirpation est plus difficile et plus incomplète dans le premier cas que dans le second. La réaction péritonéale persiste et persistera tant que reste l'épine ovarienne ou tubaire. C'est la périostite qu'entretient le chicot dentaire !

Enfin, chez une malade dont les lésions peuvent être classées à la fois dans les salpingites catarrhales et les dégénérescences sclérokystiques de l'ovaire, la première attaque d'hystérie éclata 26 jours après l'opération et fut suivie pendant un an et demi de phénomènes nerveux hystériformes qui vont s'atténuant avec le temps, mais auxquels la suppression des annexes ne semble pas étrangère.

Cette dernière observation me fournit une transition facile pour parler maintenant des résultats éloignés fournis par l'ablation des annexes de l'utérus, dirigée contre certaines lésions encore mal caractérisées des ovaires. Je veux parler de ces lésions décrites souvent sous le nom de « dégénérescence scléro-kystique des ovaires » ou d' « ovaires à petits kystes ».

D'après l'examen de pièces assez nombreuses et l'étude clinique de ces faits, je crois qu'il s'agit, en pareil cas, d'une variété d'ovarite, d'origine infectieuse avec péri-ovarite ; les lésions ovariennes multiples et variées sont tantôt une transformation polykystique, tantôt une sclérose du stroma ovarien, tantôt des hémorrhagies inter ou intra-folliculaires. Mais, en outre, le plus souvent, l'organe ou les deux organes sont déplacés, ont contracté de nouveaux rapports et surtout son entourés de fausses membranes péritonéales plus ou moins résistantes, suivant leur ancienneté. Adhérences à la trompe, adhérences aux parois du bassin, prolapsus adhérent dans le cul-de-sac de Douglas ou dans son voisinage, petites collections séreuses péritonéales juxta-ovariennes, telles sont les lésions le plus souvent observées. Aucune tendance à la suppuration ; intégrité ordinaire de la trompe simplement vascularisée dans son revêtement péritonéal.

La symptomatologie peut se résumer en quelques mots : douleurs, invalidité, tendance au nervosisme avec phénomènes d'ectasie gastrique, avec développement fréquent d'idées noires et provocation facile à la morphiomanie.

Chez quelques malades, l'utérus répond aux irritations ovariennes douloureuses par des métrorrhagies et des écoulements muqueux à apparition rapide, d'apparence aqueuse, véritables *larmes* de l'utérus d'origine réflexe, simulant l'évacuation d'une trompe hydropique. Quelquefois aussi le tissu de l'utérus s'hypertrophie et prend les caractères décrits sous le nom de *gigantisme utérin*.

J'ai des renseignements précis sur les 10 malades que j'ai opérées dans ces conditions jusqu'à la fin de 1889. Dans *tous* les cas, la guérison immédiate a été obtenue et s'est maintenue définitive. C'est merveille le plus souvent de voir avec la lésion disparaître la douleur ; les malades ne « sentent plus leur ventre » suivant une expression qui leur est favorite. La marche redevient possible, le caractère se modifie heureusement dans le sens de la gaieté et de l'affabilité ; la transformation est complète et reste complète. Chez les malades où l'ablation fut bilatérale, les règles furent définitivement supprimées et cette suppression définitive et totale semble cadrer avec le *maximum* de guérison. *A fortiori*, la métrorrhagie et les écoulements aqueux profus disparaissent pour être remplacés de temps à autre par une sécrétion glandulaire du col, véritables *règles blanches*.

Et chose étonnante, cette suppression rapide des règles chez des femmes jeunes, devant présenter encore longtemps le phénomène de la menstruation, n'entraîne aucun véritable inconvénient et ne provoque chez quelques-unes que des bouffées de chaleur et de sueur durant en moyenne deux années. A intervalles plus ou moins éloignés, une épistaxis ou une poussée congestive hémorroïdaire témoigne encore d'un molimen congestif. Une malade, opérée des deux côtés, voit du sang d'une manière irrégulière depuis 1888 et se plaint encore de poussées congestives douloureuses du côté du bassin. Par une anomalie inexplicable, et malgré cette durée anormale des pertes utérines, cette femme est plus gênée que celles chez qui la suppression menstruelle est définitive, et récemment encore elle présentait une énorme fluxion parotidienne faisant craindre une poussée d'oreillons ou une parotidite suppurée. La fluxion s'évanouit comme par enchantement dès que se produisit un écoulement sanguin par l'utérus.

Dans 3 cas où l'utérus était hypertrophié, la diminution de volume de l'organe put être rapidement constatée et se produisit dès les premiers temps qui suivirent l'opération.

Je rapproche de ces faits l'observation d'une malade hystérique chez laquelle sur sa propre instance et celle de son médecin, je pratiquai l'ablation bilatérale des annexes parfaitement saines.

L'opération ne fut suivie d'aucun résultat ; la douleur et les bizarreries de caractère ne furent pas modifiées, les règles persistèrent abondantes et douloureuses. La vie de douleur et d'infirmité s'est continuée. Je n'ai jamais renouvelé une pareille tentative. Si l'ablation d'organes malades est utile et justifiée, l'ablation d'organes sains ne modifie en rien ni l'état local, ni l'état général. Qu'on ne prenne donc le couteau que si les signes physiques d'examen des ovaires démontrent ces organes déplacés et accessibles, adhérents, douloureux à la pression, augmentés de volume ou hérissés d'inégalités. La chose est alors bonne et justifiée, d'autant plus sûre dans ses résultats éloignés qu'il  ava plus de lésions capables d'expliquer les douleurs et ses divers retentissements.

Je peux répéter presque dans la même forme les résultats éloignés que m'a fournis l'ablation des annexes appliquée au traitement des fibromes. J'ai 11 fois pratiqué cette opération pour combattre les hémorrhagies dues à un fibrome de l'utérus ou arrêter le développement rapide de la tumeur. Le double résultat a toujours été obtenu : l'arrêt des hémorrhagies et la diminution du fibrome ont toujours suivi de près la castration. Dans 8 cas, tout fut fini et resta fini dès l'opération : les règles et les pertes disparurent comme si l'on fermait la source du liquide ; chez 2 opérées, quelque temps après l'intervention, des hémorrhagies reparurent et l'examen démontra que le fibrome, interstitiel quelques mois auparavant, était devenu sous-muqueux, pédiculisé, énucléé du tissu utérin. L'ablation par morcellement par la voie vaginale mit fin à tous les accidents.

Dans un cas, les règles persistèrent pendant deux ans, mais très faibles, très atténuées, avec un retour complet à la santé et une atrophie progressive du fibrome. Le fibrome était gros, l'ablation des annexes avait été laborieuse ; je m'accuse probablement d'avoir laissé un peu de tissu ovarien. Enfin, je pourrais citer 4 cas opérés depuis 1890, et où les résultats sont absolument bons.

De pareils résultats sont encourageants ; s'il est vrai que l'hystérectomie abdominale totale peut seule triompher des gros fibromes dont le volume rend la castration impossible ou inutile, l'ablation des annexes me semble devoir constituer la méthode de choix contre les hémorrhagies et le développement de la tumeur, quand celle-ci est encore petite, et si elle présente des dispositions anatomiques pouvant compliquer ou aggraver son ablation totale. La simplicité, la bénignité et l'efficacité de la castration lui assurent la première place dans le traitement des fibromes de petit et moyen volume.

De cette communication à la fois trop longue et trop concise, dans laquelle j'ai touché à beaucoup de points qui demanderaient de longs développements, je crois pouvoir tirer quelques conclusions générales :

*a)* Les résultats éloignés de l'ablation des annexes sont excellents, d'une manière incontestable, quand l'indication est formellement fournie par la *présence* et la *nature* de lésions tubaires ou ovariennes. De ces lésions je place au premier rang les salpingites et ovarites suppurées, petites et grosses ; au deuxième rang, les *ovarites* et *péri-ovarites* douloureuses.

Dans ces deux formes, les résultats sont parfaits et aucune autre thérapeutique ne saurait utilement remplacer le traitement radical.

*b)* Les succès éloignés paraissent moins favorables après l'ablation de certaines salpingites catarrhales ou interstitielles compliquées de paramétrite, dans lesquelles l'extirpation *totale* est difficile et incertaine.

*c)* Le traitement des accidents nerveux par l'opération chirurgicale ne doit s'adresser qu'aux cas dans lesquels l'exploration des organes les démontre nettement altérés ; les résultats définitifs sont d'autant meilleurs que les lésions anatomiques sont plus nettes et plus facilement appréciables.

*d)* L'ablation des annexes *malades* ne semble exercer aucune influence fâcheuse sur la vie ultérieure des femmes que, dans bon nombre de cas, l'opération rend à l'existence et à la santé.

### De la vie sexuelle de la femme après la castration.

F. KEPPLER (Venise). L'auteur a fait 46 fois la castration, et 39 fois obtenu une guérison complète ; 21 fois en raison d'une salpingite purulente ou gonorrhéique, 8 fois pour oblitération cicatricielle de la trompe, 1 fois pour oblitération congénitale de la trompe, 4 fois pour oophorite et salpingite de nature tuberculeuse, 1 fois à cause d'un utérus rudimentaire, 9 fois à cause de fibromes de la matrice.

1) Lorsque l'opération fut pratiquée pour une salpingite ou un processus inflammatoire, *jamais*, il ne survint dans la suite d'hémorrhagie utérine.

2) Le diamètre conjugué s'est raccourci peu à peu, d'autant plus que le sujet était plus jeune (jusqu'à 3 cent).

3) L'utérus s'est également atrophié et d'une manière continue, de 8 cent. à 2 cent. en l'espace de 10 années ; pareillement, le vagin est devenu plus court et plus étroit, et sa muqueuse plus pâle ; les grandes lèvres se sont amincies.

4) Les seins sont devenus plus petits, semblables aux seins des hommes.

5) Les pigmentations brunes du mamelon, de l'aréole, etc., ont complètement disparu aussi bien que les productions pigmentaires pathologiques. La peau elle-même est devenue remarquablement blanche.

6) La tendance à l'embonpoint, généralement signalée, n'existe pas.

7) Pas d'altérations du système pilaire ni de la voix.

8) L'appétit sexuel persiste absolument intact, d'autant mieux caractérisé que l'opération a été faite à une époque plus rapprochée de l'instauration des règles.

9) L'opération ne crée aucun obstacle au mariage, car 3 de ces femmes castrées se sont mariées et le ménage vit heureux depuis des années.

10) Le mariage avec une femme castrée est le type idéal du mariage malthusien, c'est la seule manière de pratiquer le malthusianisme sans compromettre la santé et le bonheur des intéressés.

11) Il ne s'est manifesté aucune sorte de névrose chez les femmes castrées dans leur jeunesse à cause d'affections inflammatoires, tandis que cette complication s'est montrée fréquemment chez des femmes opérées sur le tard pour des fibromes utérins.

12) Les hémorrhagies liées à la présence de fibromes de la matrice ont été favorablement influencées par l'opération; jamais, toutefois, la ménopause artificielle n'est arrivée immédiatement.

13) Les femmes arrivées déjà à l'âge adulte, et opérées pour des tumeurs fibreuses de l'utérus, ont perdu complètement à la suite de la castration les désirs sexuels.

## Salpingites. — Considérations sur le diagnostic et la thérapeutique des collections tubaires (hydrosalpinx, pyosalpinx).

Landau (Berlin).—Les sacs tubaires sont beaucoup plus communs qu'on ne l'admettait jadis, beaucoup plus fréquents que ne le pensent encore aujourd'hui bon nombre de médecins. Les paramétrites, périmétrites, métrites, tumeurs solides, telles que fibroïdes, myômes, tumeurs des ovaires, etc., ont été souvent confondues avec eux. De plus les kystes tubaires sont, à l'heure actuelle, réellement plus nombreux que jadis. Aux conditions pathogéniques de tous temps existantes (gonorrhée, infection pendant et après l'avortement et l'accouchement, maladies intestinales, .etc.) se surajoutent, à l'heure actuelle, les manœuvres de la soi-disant petite gynécologie, qui donne lieu à beaucoup trop d'interventions. Nous citerons en particulier, comme cause de salpingites, les manœuvres sur le col et les manœuvres intra-utérines (injections, curage, cautérisation).

L'infection des trompes peut en effet se produire malgré l'asepsie la plus rigoureuse, et même malgré l'antisepsie la plus rigoureuse. Nous ne pouvons, par rapport au canal génital, assurer l'asepsie que pendant la durée de l'intervention ; nous ne le pouvons pas, postérieurement à celle-ci, pendant le temps qu'exige la guérison. L'infection des trompes se fait aussi par un mécanisme analogue à celui des épididymites qui surviennent à la suite d'injections urétrales fortes.

I. **Diagnostic**. — Les connaissances diagnostiques que nous possédons, dérivent des laparotomies, et des perfectionnements apportés à nos méthodes d'investigation. Les *signes classiques*, fondés sur la forme, le volume, la mobilité, ne se rencontrent que rarement ; ils sont la plupart du temps fictifs. De même, l'anamnèse, les symptômes, la marche de l'affection n'offrent rien de caractéristique. Cependant, les coliques tubaires ont une certaine importance.

A. Hydrosalpinx. — L'hydrosalpinx s'accompagne de signes

objectifs : J'en tiens deux pour très importants, l'un d'eux pour pathognomonique.

1° Le siège (développement) est caractéristique.

2° Le signe pathognomonique est une sensation obtenue par le palper, et fournie, non par la trompe elle-même, mais par l'utérus. Il semble que l'utérus repose sur un coussin à air. C'est une sensation d'élasticité, de *ressort*. Ce symptôme peut manquer :

a) Lorsque l'utérus est lui-même fixé ;

b) Quand le contenu du sac est trop peu abondant;

c) Quand la paroi du sac est recouverte et épaissie par des exsudats inflammatoires.

Lorsque cette sensation de ressort existe, on peut formellement poser le diagnostic de sac tubaire. Par contre, s'il fait défaut, il ne s'ensuit pas qu'il faille, de ce fait, écarter l'hypothèse d'un hydrosalpinx. Le symptôme du « *ressort* » est pathognomonique et autorise à éliminer l'hypothèse de diverses tumeurs qui se développent sur les côtés et en arrière de l'utérus : kystes dermoïdes, hématocèle (qui, du reste, fournissent au palper des sensations spéciales), tumeurs des ovaires, etc.

Le trait caractéristique de l'hydrosalpinx consiste en ce qu'on sent à la pression, non seulement une poche pleine, passivement distendue et qui se maintient sous l'influence de la pression interne, mais une poche élastique et musculaire, qui, comprimée, réagit activement.

Les sacs tubaires, résultat de l'hydrosalpinx, sont souvent durs, au point que le phénomène de la fluctuation n'est pas constatable.

Il est parfois impossible, avant l'ouverture du ventre, de déterminer si chez une malade, l'hydrosalpingite est uni ou bilatérale; parfois même cette distinction ne peut être encore faite lorsque le ventre est déjà ouvert par suite des raisons suivantes :

a) La même trompe peut en se contournant, se disposer en arrière et sur les deux côtés de l'utérus, ce qui fait qu'on constate facilement la présence de deux sillons.

b) Ou bien, deux sacs se trouvent si intimement juxtaposés par des adhérences, ou même par un simple effet de compression, qu'ils donnent à l'examen la sensation d'une tumeur unique. Dans ce cas, il ne peut être question de sillons distincts ; on en rencontre tantôt de nombreux, d'irréguliers, tantôt pas un seul.

De ces considérations, il ressort que le signe classique : palpation facile du point de départ de la trompe dans l'hydrosalpinx, n'a en réalité aucune valeur.

Il est un autre signe pathognomonique — d'ailleurs très rare — on l'obtient quand on réussit, par la pression directe sur le sac et vers l'utérus, à mettre en évidence le contenu tubaire.

B. Pyosalpinx. — Le pyosalpinx est le plus souvent bilatéral ; quand il est unilatéral, il coïncide généralement avec un hydrosalpinx du côté opposé.

La forme de la tumeur est importante dans la salpingite : les tumeurs rappelant la forme de l'intestin, ou fongiformes, vermiformes, cylindroïdes, munies d'une extrémité caudiforme, et bilatérales, sont la règle dans les cas de salpingite ; tandis qu'elles reconnaissent rarement une autre origine.

Le signe du ressort, à la palpation, fait défaut dans le pyosalpinx, parce que la paroi est rigide, épaissie, altérée, et que les adhérences font disparaître toute élasticité, toute contractilité ; d'autre part, le contenu est souvent trop peu abondant et, de par sa consistance, à peine liquide.

Le diagnostic différentiel entre les tumeurs utérines ou ovariques d'une part et le pyosalpinx d'autre part, au moyen de la palpation bimanuelle pratiquée selon le mode habituel, est souvent fort difficile, parfois même insurmontable. En pareil cas, l'examen par le rectum est un auxiliaire extrêmement utile.

a) Si, indépendamment des tumeurs, on réussit à percevoir les ovaires, il reste toujours à faire le diagnostic différentiel entre le pyosalpinx et les fibroïdes de l'utérus. Et naturellement, les tumeurs ovariques doivent être éliminées.

b) Quand le cas se complique d'abcès tubo-ovariques, d'abcès des ligaments larges, des ovaires, il est impossible de faire le diagnostic différentiel par le palper.

c) Par contre, il est aisé de faire le diagnostic différentiel entre l'hydro ou le pyosalpinx et la grossesse tubaire ou l'avortement dans une trompe gravide, quand les signes de la gravidité apparaissent ou qu'on assiste à l'expulsion d'une membrane déciduale.

*d*) La grossesse ectopique ou l'avortement dans la corne rudimentaire d'un utérus bicorne, se reconnaît à l'issue basse, caractéristique de l'une des cornes. La trompe malade, émane d'un point situé beaucoup plus au-dessus de l'orifice interne.

*e*) Dans la grossesse évoluant dans la corne d'un utérus bicorne, à col unique, ou d'un utérus cloisonné, à col double, le développement de la moitié gravide en avant représente un signe important pour le diagnostic.

*f*) L'hématomètre dans la corne rudimentaire d'un utérus se distingue par l'apparition de douleurs survenant à intervalles réguliers, aux époques menstuelles, s'accompagnant aussi d'hémorrhagies.

*g*) La consistance d'une trompe gravide est suffisamment caractéristique pour qu'on écarte l'hypothèse d'un pyosalpinx. La trompe gravide est molle, œdémateuse, pâteuse, d'une consistance qui se modifie sous la main qui l'explore (contractions).

Les sacs tubaires sont au contraire solides, rénitents, sauf les cas d'hydrosalpinx intermittent.

*h*) Les épanchements sanguins, les exsudats, les suppurations, les abcès pelviens n'ont pas de formes nettes, ils sont diffus, et mal limités.

*i*) Les myômes ne peuvent être différenciés du pyosalpinx par le palper.

Dans tous les cas douteux, ou bien lorsque des parois abdominales trop épaisses, trop grasses, ou quand une contraction exagérée des muscles rendent le diagnostic impossible par la palpation, notre auxiliaire le plus puissant pour le diagnostic, c'est : *la ponction exploratrice*. Celle-ci peut être faite, suivant le siège et le développement du sac tubaire, par le vagin ou à travers la paroi abdominale. La ponction exploratrice décide immédiatement si l'on a affaire à une tumeur solide ou à contenu liquide.

Amène-t-elle du liquide, déjà on sait que toute une série de tumeurs possèdent des caractères *macroscopiques* sûrement divers : kystes colloïdes, dermoïdes, fibro-kystes, hématocèles, etc., des réactions chimiques en petit nombre et faciles, même la seule ébullition, militent pour ou contre les kystes à échinocoque et les kystes parovariques. On reconnaît à l'œil nu les liquides qui contiennent du pus, et la simple constatation de la teneur faible ou élevée en albumine, de la richesse en chlorures fait pencher en faveur d'une hydropisie inflammatoire ou passive de la trompe. Enfin le microscope vient à notre aide, en mettant en évidence la couronne de crochets des échinocoques, les cristaux de cholestérine, l'hématoïdine, les corpuscules du pus, etc.

D'autre part la ponction exploratrice, dans le cas de sacs tubaires déjà diagnostiqués, permet d'adopter, de préférence, tel ou tel procédé opératoire.

II. **Traitement**. — Jadis, les sacs tubaires étaient rarement reconnus sur le vivant. Cela provenait de la connaissance incomplète que l'on avait des signes diagnostiques, objectifs et subjectifs, de l'affection, aussi bien que de l'imperfection des procédés d'investigation. D'autre part, quand ils étaient reconnus, on les tenait pour de véritables *noli me tangere*, ce qui s'explique par les dangers associés alors aux actes opératoires.

Puis vint, pratique encore acceptée aujourd'hui, l'extirpation de toute tumeur située dans l'abdomen, des sacs tubaires comme des autres. Avec cette manière de faire, ce n'est pas tant un diagnostic précis qui importe, mais une méthode opératoire sûre. C'est grâce aux bons résultats opératoires qu'ont été acquises nos connaissances sur les sacs tubaires.

En réalité le diagnostic d'une collection tubaire ne constitue pas nécessairement une indication suffisante pour la salpingotomie et la castration, comme peut être une tumeur ovarique ou un cancer : aussi en raison des conséquences fâcheuses des opérations même conduites d'une manière heureuse, faut-il pour s'y décider une indication formelle.

A. HYDROSALPINX. — L'hydrosalpinx peut guérir spontanément. Le mécanisme grâce auquel s'opère la guérison nous est indiqué par l'*hydrosalpinx intermittent*.

Les méthodes de traitement, quand le diagnostic est formellement établi, sont :

1º Moyens orthopédiques, moyens mécaniques.

2º Moyens chirurgicaux.

1º *Moyens orthopédiques*. — a) Réduction d'une position anormale de l'utérus dans l'intention de modifier favorablement la position de la trompe. Chercher par ce moyen à amener l'écoulement du contenu de la trompe comme dans l'hydronéphrose intermittente.

b) Massage, lequel permet d'exprimer directement le contenu de la trompe, soit en relâchant les adhérences qui unissent entre elles les diverses portions de la trompe, ou celle-ci avec les organes voisins, soit en supprimant les flexuosités et les torsions de la trompe, et en rendant possibles les contractions de cette dernière. On complète le traitement par les bains, les irrigations tièdes, etc. Dans la main d'un praticien, qui se rend bien compte de la situation, qui n'est pas seulement un gynécologue, mais qui pratique le massage avec art, cette méthode de traitement donne des succès ; elle est il est vrai lente, mais ne peut jamais entraîner des conséquences fâcheuses.

Ces deux méthodes, je les emploie ; quant aux deux suivantes, je les condamne :

c) Le cathétérisme des trompes. Cette méthode est dangereuse. Déjà, à cause de la direction du canal à sonder par rapport à l'axe de l'utérus, une sonde rigide est impropre. Et, une sonde élastique ne pénètre pas en général dans l'ostium tubaire fermé.

d) De même, la dilatation de l'utérus n'est ni sûre ni absolument inoffensive. Les manœuvres qu'elle exige peuvent soit provoquer la rupture d'un pyosalpinx, soit déterminer la transformation d'un hydrosalpinx en pyosalpinx.

2º *Procédés chirurgicaux*. — Ces procédés entrent en ligne quand les moyens orthopédiques ont échoué. L'objectif principal du chirurgien doit être de soumettre les trompes à une intervention aussi conservatrice que possible, de les conserver ainsi que les ovaires ; d'éviter la salpingotomie et la castration dont il est impossible de prévoir les conséquences (éventration, irritation nerveuse).

En premier lieu, je tâche d'aborder le sac par le vagin, et j'ai recours à la ponction par le vagin, injustement condamnée et délaissée comme méthode de traitement.

a) Ponction simple. Antisepsie rigoureuse nécessaire. Par la pression exercée à travers la paroi abdominale, la tumeur est abaissée vers la voûte du vagin. Puis on enfonce un trocart approprié, conduit sous la protection des doigts, sans spéculum et sans fixation préalable de l'utérus. Prendre toutes les précautions pour éviter l'entrée de l'air. En aucun cas, ne faire de l'aspiration. Grâce aux précautions que j'observe, on ne blesse ni les organes voisins ni les vaisseaux, d'ailleurs, ces lésions sont en général difficiles à produire.

J'attribue les insuccès de jadis à une technique défectueuse; les conceptions théoriques sont réfutées par les expériences pratiques.

La ponction peut, à notre choix, être complète ou partielle. Partielle, elle suffit en beaucoup de cas, évidemment parce que la couche musculaire, surdistendue, se détend et peut dès lors se contracter. La ponction agit ici comme la ponction des membranes dans le cas d'utérus gravide.

La ponction complète donne des résultats divers. Le plus souvent, la guérison a lieu qu'il s'agisse d'un sac tubaire unique ou multiple, sinon au point de vue anatomique, du moins au point de vue clinique. Il reste en beaucoup de cas un sac flasque, une trompe dilatée; mais le liquide ne se reproduit pas. Parfois, pourtant, cette reproduction a lieu. C'est là, la deuxième issue de la ponction : Récidive après la ponction. Cette récidive se fait, en général, après un long délai. Lorsqu'elle survient rapidement, ou bien, quand elle succède à une deuxième ponction, les deux modes suivants d'intervention se présentent :

b) Ponction complète et lavage de la cavité avec une solution phéniquée à 3 p. 0/0.

. c) Injection de teinture d'iode dans le sac après évacuation de son contenu.

*d)* La ponction suivie de l'application à demeure d'une sonde destinée à provoquer la suppuration doit être proscrite.

Quand le sac tubaire n'est pas développé du côté du cul-de-sac postérieur, qu'il s'est au contraire dirigé vers la paroi pelvienne antérieure, en général la ponction par le vagin n'est plus indiquée. Il en est de même de la ponction à travers la paroi abdominale, parce que les sacs non adhérents se rétractent.

Dans cette variété d'hydrosalpinx, ainsi que dans les cas où la ponction a échoué, on peut avoir recours à *e*, l'incision. (V. plus bas, pyosalpinx, paragraphe 24.)

A la ponction simple par le vagin, que j'ai pratiquée dans des centaines de cas, on peut à la vérité objecter qu'il m'est arrivé, par erreur, d'ouvrir des kystes ovariques, à échinocoques, paro-variques et des trompes gravides. Mais, dans les premiers cas, l'intervention n'a pas été nuisible, et dans les autres, elle a amené la guérison.

B. Pyosalpinx. — On observe des guérisons spontanées dans le pyosalpinx.

Toutes les formes ne réclament pas un traitement radical.

Beaucoup de cas évoluent sans phénomènes symptomatiques.

Quand il s'agit de pyosalpinx, les procédés mécaniques de traitement sont hors de question.

La ponction dans le cas de pyosalpinx ne représente pas un moyen curatif ; il en est ici comme dans la pleurésie purulente où, seule, l'incision réalise le but.

En conséquence, deux procédés seulement restent au choix du chirurgien : l'incision et l'excision, celle-ci dans les cas de sacs tubaires multiloculaires, l'autre dans les cas de sacs uniloculaires.

L'incision peut être faite soit par le vagin, soit à travers la paroi abdominale, ou bien simultanément par les deux voies, d'après le volume et le mode de développement de la tumeur en avant ou en arrière et en bas.

L'incision par le vagin sera faite comme la ponction, sans le contrôle de la vue, sans spéculum, et sans abaissement de l'uté-rus, au moyen d'un bistouri convenable analogue au bistouri pour fistules.

Le pyosalpinx adhère-t-il, comme c'est la règle, au fond du vagin, l'incision n'entraîne naturellement aucune ouverture de la cavité péritonéale.

Au cas contraire, on fixe la tumeur avec la main qui repose sur la paroi abdominale. Puis, avec le doigt introduit dans l'orifice d'incision, on attire la paroi de la poche purulente au niveau de l'incision, et on la saisit dans de longues pinces de Péan, qui restent en place 24 heures, comme dans l'extirpation de l'utérus. De cette façon, la cavité péritonéale est et reste close. (Incision en un temps par le vagin.)

L'opération en deux temps est trop compliquée et dangereuse.

S'il survenait des hémorrhagies, on userait aussi des pinces comme moyens hémostatiques. Il suffit de quelque dextérité pour éviter toute lésion des organes voisins.

Le traitement consécutif est aussi simple que possible : on place un drain en T, et, dans le cas de sacs hémorrhagiques, de la gaze iodoformée qu'on laisse 24 heures, et qu'on remplace également par un drain en T. Les drains sont maintenus durant 8 à 14 jours. Abstraction faite d'un lavage de la poche, pratiqué au cours de l'opération, avec une solution de sel de cuisine, et dans le but surtout d'évacuer mécaniquement le pus, je m'abstiens de laver de nouveau le sac, et je n'emploie que des injections vaginales. Il convient, afin de hâter l'écoulement du pus, de permettre à la malade de s'asseoir huit jours au plus après l'opération.

La plaie de l'incision, quelle que soit son étendue, a une grande tendance à se fermer ; toutefois, il est très facile de la dilater avec le doigt aux cas de phénomènes de rétention.

L'effet immédiat de cette opération simple sur l'état général de la malade est remarquablement favorable.

Ce résultat éloigné est également bon, lorsque la malade, ne tirant pas de son amélioration si rapide une confiance exagérée a soin de se soumettre à l'examen et au contrôle du médecin. Si elle omet cette précaution, la fermeture prématurée de la fistule, entraîne habituellement la récidive du pyosalpinx.

D'autres cas, le plus grand nombre, guérissent complètement :

un tissu cicatriciel, épais, dur, dans la région du fond du vagin, est la seule trace de l'affection grave disparue.

En d'autres cas, on voit persister encore longtemps une fistule ; mais elle n'exerce aucune influence fâcheuse sur l'état général des sujets et leur laissent leur capacité entière de travail.

Quand les sacs tubaires sont surtout en rapport avec la paroi abdominale, j'ai également recours à l'incision en un temps à travers la paroi abdominale. Si la poche adhère à la paroi abdominale, toute précaution préliminaire est superflue ; si elle n'adhère pas j'opère cependant en une séance, ayant soin, conformément à la pratique que j'ai adoptée dans l'opération des kystes à échino-coques, dans les pyonéphroses et les grossesses extra-utérines (1), de suturer le sac à la paroi abdominale.

En ce qui concerne le siège de l'incision, on le choisit d'après la considération de la situation, du volume du sac et de ses rapports avec l'intestin.

S'il est volumineux, j'incise de préférence suivant la ligne blanche ; dans le cas contraire, je dirige l'incision parallèlement au ligament de Poupart, comme pour la recherche des artères iliaques.

Ici encore le traitement est aussi simple que possible. Au début, je faisais toujours une contre-ouverture vers le vagin et drainais par en haut et par en bas.

Depuis, quand il s'agit de sacs peu volumineux, je m'abstiens de faire cette contre-ouverture, car elle m'a paru inutile, et je n'y ai plus recours que dans le cas de poches volumineuses.

Dans les cas exceptionnels, où, en raison de l'interposition des intestins, il était impossible de suturer les sacs tubaires, peu volumineux, à la paroi abdominale, et où d'autre part l'incision par le vagin ne pouvait être employée à cause du développement de la tumeur surtout en avant, j'ai incisé par le vagin, après lapa-rotomie : avec la main placée dans l'espace de Douglas, je pouvais, sans craindre de léser les organes voisins, reconnaître et inciser, par le vagin, le point libre de la tumeur. Drainage par et vers

_________________

(1) *Arch. f. Gyn.*, 1880, p. 450.

le vagin, et fermeture de la plaie abdominale sans avoir incisé le sac par cette voie.

Je m'abstiens, aussi, dans le cas d'incision de la paroi abdominale, systématiquement, des lavages.

Dans les pyosalpinx, dans les formes d'hydrosalpinx qui échappent aux méthodes de traitement exposées plus haut, et dans les sacs tubaires, où c'est moins le contenu purulent que les altérations tubaires et péritubaires qui constituent le phénomène prédominant, où aussi des adhérences nombreuses avec l'ovaire, lui-même enflammé et contribuant assez fréquemment à la formation d'un abcès tubo-ovarique, représentent le côté essentiel de la maladie, dans ces cas il ne peut être question que de l'*excision*.

Toutes les fois qu'on le peut, on doit laisser les ovaires *in situ*, desideratum réalisable surtout dans l'hydrosalpinx.

Mais, d'une manière générale, non seulement à cause des adhérences, mais en raison aussi des altérations de l'ovaire, on est forcé de faire en même temps que la salpingotomie l'oophorectomie ; le cas échéant, seulement la *résection* de l'ovaire.

L'intervention est parfois extrêmement difficile. L'opération est facilitée par le procédé bimanuel d'extirpation des sacs tubaires que j'ai proposé (*Cent. f. Gyn.*, 1882, n° 34) ; souvent elle n'est possible que grâce à ce procédé.

La position élevée, recommandée par Trendelenburg, facilite également l'opération.

Sur un ensemble de 52 laparotomies pour pyo et hydrosalpinx, je compte une mort, par iléus, survenue 8 jours après l'opération.

Il n'est pas rare que le contenu du pyosalpinx fasse irruption dans la cavité abdominale, au cours de l'extirpation du sac tubaire, dans les cas de laparotomie ; on peut soit enlever ce liquide à l'aide d'éponges avec lesquelles on étanche avec soin le péritoine et les intestins, soit le retirer par aspiration vers la plaie abdominale, le plus possible avec l'extirpation du sac. On termine par une toilette minutieuse avec des éponges imbibées d'une solution de chlorure de sodium.

Je n'ai eu recours à la résection des trompes avec suture

à la paroi abdominale que dans les cas de gros sacs, ou bien lorsqu'en raison d'adhérences trop étendues avec l'intestin, j'ai dû renoncer à l'extirpation du sac. J'ai fait de nécessité vertu !

Je n'ai pas mis en pratique la proposition de Martin, Schrö-der et Skutsch d'enlever un morceau d'une trompe oblitérée (proposition faite, naturellement, pour l'hydrosalpinx), dans le but de rendre, grâce à cet orifice artificiel, la conception possible. J'ai été retenu par la crainte d'ouvrir une voie à l'infection, qui pourrait, plus tard, se faire de l'utérus.

Les suites de la salpingotomie sont habituellement remarquablement favorables et définitives. Toutefois, chez certaines femmes, qui ont subi la castration, on voit survenir des phénomènes graves.

Indépendamment des hernies ventrales, apparaissent des troubles nerveux, psychiques, et des altérations trophiques, qui constituent un complexus morbide auquel les sujets préféreraient leur état pathologique antérieur.

C'est surtout chez les hystériques, qui du reste avaient subi ailleurs l'extirpation des trompes et des ovaires, que ces accidents se sont développés au maximum ! Aux douleurs hystériques se surajoutent, dans une mesure tout à fait pitoyable, les troubles causés expérimentalement par la castration.

### Salpingite gonorrhéique.

MENGE (Berlin). — L'examen bactériologique des produits inflammatoires dans 25 cas de salpingite suppurée, provenant de la clinique privée de Martin, à Berlin, a révélé dans 8 cas la présence de micro-organismes. Deux fois, il s'agissait du streptocoque pyogène, une fois du staphylococcus pyogenes albus ; enfin, une fois, d'un bacille mobile, saprophyte. Dans les autres cas, le pus ensemencé resta stérile, mais l'examen microscopique, d'après la méthode de Gram, montra une fois un diplococcus et trois fois des gonocoques de Neisser, avec leur forme et leur disposition caractéristique.

Dans les trois derniers cas, il fut impossible de déceler les cocci, même dans les tissus des organes extirpés par la laparotomie.

Dans l'opération, il s'était écoulé dans le péritoine du pus gonorrhéique provenant des sacs tubaires rompus. Ces faits, plusieurs cas, antérieurement rapportés par d'autres auteurs, de pyosalpinx avec issue de gonocoques dans le péritoine, remettent en discussion la question de la péritonite gonorrhéique, niée par Bumm et par l'auteur, question que Koch et l'auteur considèrent comme non résolue.

M. ZWEIFEL (Leipzig) l'approuve ; sur 71 cas, il a trouvé 7 fois le gonocoque et il pense que la clinique donne un démenti aux négations de l'inoculation expérimentale.

### Myômes utérins. — De l'étiologie des myômes utérins.

ENGSTRŒM (Helsingfors). — L'examen des faits cliniques fait voir que l'hyperhémie répétée de l'utérus, à l'occasion des éruptions menstruelles, exerce une influence inconstestable sur le développement des myômes utérins. Mais, est-on en droit de considérer ces hyperhémies répétées comme la « cause première » de ces tumeurs, cela est plus contestable. On est plutôt enclin à leur accorder une origine embryonnaire. Et cette hypothèse paraîtrait d'autant plus fondée, que l'on réussirait à démontrer qu'il existe chez les femmes atteintes une sorte de prédisposition héréditaire. Mais, cette démonstration n'est pas encore faite, bien que Winckel, C. Braun, Gusserow aient observé des cas dans lesquels, la mère et la fille, ou bien deux sœurs avaient présenté des myômes utérins.

De son côté, Engström a recueilli les observations suivantes :

1) 2 sœurs atteintes de myômes. Leur mère morte d'hémorrhagies utérines, portait une grosse tumeur hypogastrique.

2) 2 sœurs atteintes de myômes.

3) 3 sœurs atteintes de myômes. Quatrième sœur bien portante.

Mère morte d'hémorrhagies utérines, auxquelles elle était sujette depuis quatre ans.

4) 2 sœurs atteintes de myômes, troisième sœur bien portante.

### Sur les opérations des myômes.

FRITSCH (Breslau). — En première ligne, la *castration*. Il n'est pas douteux que des myômes s'atrophient après la ménopause artificielle comme après la ménopause naturelle. Mais, cette atrophie comporte encore des dangers nouveaux, nécrose, putréfaction, thromboses, pyohémie, septicémie. D'autre part, on peut observer des dégénérescences kystiques, une augmentation de volume de la tumeur en dépit de la castration. Ainsi, dans 2 cas, l'auteur dut, consécutivement à l'extirpation des ovaires et en raison de l'accroissement de la tumeur, procéder à son enlèvement. Néanmoins, la castration reste indiquée dans 2 cas : 1) quand la malade est trop faible (toute autre intervention mettrait le sujet en trop grand péril) ; 2) quand les tumeurs sont suffisamment petites pour qu'on puisse, le cas échéant, les enlever par le vagin.

La 2ᵐᵉ opération, c'est l'*énucléation*, la *décortication* : 1) énucléation de myômes situés dans le parenchyme utérin ; 2) énucléation de myômes para-utérins, sous-séreux. L'auteur a renoncé d'une manière générale à l'énucléation et recourut de préférence à l'extirpation totale de l'utérus, y compris les annexes, pour plusieurs raisons importantes : l'énucléation, à en juger par son expérience personnelle, laisse fort peu de chances de grossesse ; souvent, quand le myôme est situé près de la muqueuse, on est obligé de sacrifier une portion plus ou moins étendue de la face interne de l'utérus, or, malgré toutes les précautions, il paraît risqué de laisser *in situ* un utérus fatigué, mal nourri, et d'une vitalité douteuse : dangers d'hémorrhagies graves, etc. ; enfin, possibilité d'oublier un myôme, de petit volume, mais susceptible de prendre un accroissement rapide. Aussi, l'auteur restreint-il l'application de l'énucléation aux cas de polypes sous-péritonéaux à large base. Quand il s'agit d'un myôme situé profondément dans le parenchyme utérin, il enlève l'utérus par la laparomyomotomie typique.

Quant à l'énucléation des myômes, gros, intraligamentaires, c'est une opération extrêmement difficile et pleine de dangers. L'hémorrhagie surtout est à craindre. Toutefois, l'intervention s'impose, car ces tumeurs ont une tendance à s'accroître, non point toujours par accroissement des éléments fondamentaux, mais par voie de dégénérescences, dégénérescence kystique, myxomateuse, — il faut opérer, ou la malade est vouée à la mort. Si l'on peut conserver le revêtement péritonéal, le sac, la capsule dans laquelle gisait le myôme, on la suture à la paroi pelvienne, après excision des tissus en excès. Si la capsule se déchire en plusieurs points, si elle se détache mal du myôme, on bourre le fond de la loge et on suture au-dessus le sac déchiré, par une disposition des fils analogue à celle du cordon d'une blague à tabac, de façon à isoler la loge de la tumeur de la cavité abdominale. Puis, par le vagin, on incise hardiment sur une longueur de 4 centim. cette tumeur, factice, qui proémine dans ce canal, et l'on retire un peu, par l'incision, le bout inférieur de la bande de gaze, qu'on a eu soin de pourvoir d'un signe capable de le faire reconnaître. Que l'on ait ouvert ou non le vagin, il est prudent de le tamponner fortement, car ce tampon, ainsi que celui de la poche ancienne de la tumeur, surtout si l'on a soin d'appliquer un bandage abdominal solide, préviennent les hémorrhagies secondaires.

En ce qui concerne les gros myômes intra-pariétaux, pour lesquels on fait la laparomyomotomie typique, l'essentiel dans l'intervention c'est la méthode adoptée pour le traitement du pédicule : a) traitement intra-péritonéal ou extra-péritonéal. Actuellement, c'est le traitement extra-péritonéal qui a fourni les meilleurs résultats. Le procédé que j'ai indiqué, est un de ces modes d'application. Sur 87 opérations, j'y ai eu recours 60 fois et ai perdu 6 malades. Avec de tels résultats, il est impossible d'abandonner sans plus de réflexion une semblable méthode. Mais, je suis bien loin de la tenir pour suffisante.

A la vérité, pour moi, *la méthode de l'avenir, ce n'est ni la méthode extra-péritonéale ni la méthode intra-péritonéale, mais l'extirpation totale de l'utérus.* Comme pour le cancer nous sommes arrivé peu à peu à l'hystérectomie complète, de même pour les myômes utérins l'extirpation totale fera reléguer bientôt, comme surannées, l'énucléation et la myômotomie supra-vaginale, en un mot tous les autres procédés opératoires.

Lawson Tait (Birmingham) décrit sa méthode opératoire, dont il met en relief les bons résultats : dans la 1ʳᵉ série de 50 opérations, *pas un* décès, dans la 2ᵉ, *deux* décès ; dans la 3ᵉ de 219 opérations, 4 décès, soit comme chiffre de mortalité 1,8 p. 0/0.

A. Martin (Berlin), contrairement à Fritsch, pense que pour extraire l'utérus myômateux par le vagin, il ne doit pas être de la grosseur du poing. Il est partisan de l'énucléation qui, malgré son pronostic favorable, ne s'est pas suffisamment vulgarisée. Schröder l'appelait l'opération idéale des myômes. L'objection faite qu'elle empêcherait la conception n'est pas justifiée. Le chiffre élevé de la mortalité provient de l'état d'épuisement, de cachexie, dans lequel tombent les malades avant qu'ils se décident à une opération.

M. Ch. Boisleux (Paris). — *De la myômotomie.* — A la clinique du Dʳ Martin à Berlin, M. Boisleux a eu l'occasion d'examiner 10 cas de myômes pour lesquels le Dʳ Martin avait fait l'amputation supra-vaginale de l'utérus suivie de l'ablation du col soit par le vagin, soit par l'abdomen.

Dans ces 10 cas il a ensemencé des morceaux de muqueuse du fond de l'utérus, et surtout il insiste sur ce point, des morceaux de la partie du col qui dans le mode opératoire habituel serait resté dans la cavité péritonéale (pédicule). 4 fois sur 10 il a rencontré des germes dans le fond de l'utérus, une fois entre autres en telle quantité que l'on ne pouvait les compter sur les plaques de gélose, surtout à la première dilution. Dans 2 cas il a rencontré des microbes pathogènes dont l'inoculation a été suivie de la mort de l'animal (cobayes, souris). 7 fois sur 10 il a rencontré des germes dans la partie du col qui dans le mode opératoire ordinaire (amputation supra-vaginale simple) aurait servi de pédicule et eût ôté abandonné dans la cavité péritonéale. De la présence de ces germes et surtout des germes pathogènes, il conclut à la nécessité de l'antisepsie la plus rigoureuse dans cette opération et surtout à la *cautérisation du pédicule* avec le thermo ou galvano-cautère. Il conclut également à la nécessité de cautériser la muqueuse utérine de la même façon dans les cas de myômes intra-pariétaux, où bien souvent la muqueuse utérine est atteinte et comprise dans la plaie. Ce mode de cautérisation est le plus sûr et le plus anti-septique que nous ayons. L'auteur croit avec M. le professeur Küstner, qu'elle n'est pas si sujette qu'on l'a dit à provoquer des adhérences.

A ce propos M. Boisleux dit quelques mots sur *l'asepsie* ou l'emploi exclusif de l'eau bouillie, et de pièces à pansements stéri-lisées (gaze, éponges) ; et *l'antisepsie* ou l'emploi de solutions d'acide phénique, sublimé, etc., ou de gaze et étoffes à pansements, imprégnées de ces substances. Quand peut-on faire de l'asepsie? Quand *doit-on faire de l'antisepsie?* On peut faire de l'asepsie dans les kystes de l'ovaire simples parce qu'ils sont presque tou-jours stériles, dans les myômes sous-péritonéaux, dans la gros-sesse extra-utérine. L'œuf humain est par lui-même stérile comme M. Boisleux a eu l'occasion de le constater chez le D<sup>r</sup> Martin dans les cas d'ablation de l'utérus gravide pour les myômes utérins. L'œuf humain ne se décompose que s'il est infecté secondairement. On doit employer l'antisepsie toutes les fois qu'il y a des tumeurs malignes, sarcomes, carcinomes ; des tumeurs purulentes, pyosal-pingites, abcès de l'ovaire, abcès pelviens. *La quantité de pus ne fait rien à l'affaire;* c'est la virulence du pus qui importe. On peut parfois répandre sans danger un litre de pus dans la cavité péritonéale, sans que la femme opérée éprouve aucun acci-dent; mais par contre d'autres fois *une goutte de pus peut à elle seule infecter une malade et causer sa mort :* d'où la nécessité d'employer les antiseptiques dans tous les cas, parce que dans l'état actuel de la science nous ne pouvons savoir à l'avance si l'abcès est virulent ou s'il renferme un produit atténué et inoffensif. Les antiseptiques ont pour but non de détruire, mais d'empêcher le développement des germes infectieux *qui peuvent être* contenus dans le pédicule de la tumeur, sur la paroi de l'abcès ou dans le pus épanché dans le péritoine.

M. CALDERINI (Parme) présente un *myôme enlevé chez une femme enceinte* par le procédé de Martin (énucléation). Cette femme présentait des accidents péritonéaux graves, dus à la propagation à la séreuse péritonéale de lésions complexes de la trompe d'un côté. M. Calderini extirpa cette trompe en même temps que le fibrome. La malade a guéri ; la grossesse continue.

### Remarquès sur la méthode de Thure-Brandt.

TH. LANDAU (Berlin). — Après avoir insisté sur les avantages que possède, ne serait-ce qu'au point de vue de l'exploration médicale la méthode de Thure-Brandt, Landau dit que l'usage patient, méthodique de cette méthode lui a permis de relever un certain nombre de faits physiologiques et pathologiques, nouveaux, dignes d'être signalés.

1) Quand on a appris à bien palper, à reconnaître comment l'utérus se contracte à l'état normal, on peut, par la considération de la qualité et de l'énergie des contractions, conclure qu'on se trouve, ici, en présence d'un myôme, là, en présence d'un processus métritique. Dans le 1er cas, l'utérus se contracte irrégulièrement, dans le second, pas du tout.

Le changement que subissent certains produits pathologiques est remarquable. Les changements fréquents de position de la matrice sont suffisamment connus. Chez telle malade, on perçoit, certain jour, de chaque côté de l'utérus, un sac rénitent, et à quelque temps de là, on ne trouve qu'une poche relâchée ; la quantité de son contenu liquide a diminué. Un peu plus tard, la rénitence reparaît. Il y a là une alternative curieuse de réplétion et d'évacuation.

La méthode de Thure-Brandt, étudiée à fond et méthodiquement appliquée, permet d'établir le diagnostic dans des cas où il n'était pas faisable avec les autres procédés d'exploration. Il n'est pas douteux que notre croyance à la perfection de la vieille méthode d'examen combiné, a retardé quelque peu nos progrès dans la connaissance de la physiologie et de la pathologie des organes génitaux de la femme.

Skutsch ne voit dans la méthode de Thure-Brandt, en tant que procédé d'exploration, que des perfectionnements accessoires. Il est d'avis qu'il y a lieu de la soumettre à une étude plus complète, mais qu'on ne saurait encore la conseiller dans tous ses détails comme méthode de pratique générale.

Kugelmann tient le massage pour un « mode d'onanisme ». Il conseille contre les exsudats paramétritiques l'opium administré par le rectum (0,06-0,12) ; dose à renouveler chaque deux heures.

### Du drainage abdominal dans les laparotomies.

Sænger (Leipzig).— Fermer complètement le ventre, même dans les cas de « laparotomie où l'on n'a pu assurer une propreté absolue (laparotomien unreinen) », telle est, actuellement, la règle de conduite suivie par la plupart des chirurgiens allemands. Et à cela, il y a deux raisons : 1º les travaux théoriques (Grawitz, Waterhouse, etc.), qui ont mis en relief la puissance de résorption du péritoine, *sain*, vis-à-vis même des germes pathogènes ; 2º les résultats cliniques remarquables obtenus grâce à de nouveaux perfectionnements de la technique opératoire, et en particulier à l'évolution qui s'est dessinée vers l'asepsie.

Mais ces résultats ont été égalés, en partie même surpassés par ces maîtres chirurgiens anglais et américains (Lawson Tait, Keith, Bantock, Gill Wylie, Penrose, Cushing, etc.) qui, dans une large mesure, se servent du drainage. De son côté, l'auteur est de plus en plus revenu au drainage dans lequel il voit une mesure qui satisfait à un principe de chirurgie universellement reconnu, et qui, réalisé dans des conditions spéciales, peut tantôt influer de telle façon sur les suites opératoires qu'elles sont moins critiques, tantôt même décider de la guérison.

Historiquement, on peut considérer au drainage abdominal trois étapes : *a*) application du drainage au moyen d'un tube de verre, procédé indiqué par Kœberlé (1867) ; *b*) *drainage capillaire*, préconisé par Hégar (1881) ; *c*) son mode d'application *aseptique*, réalisé seulement aujourd'hui.

Sous le rapport purement technique, on peut faire les distinctions suivantes : 1º les *simples tubes à drainage*, tubes en verre, droits, ou incurvés ; 2º le *tamponnement intra-abdominal* avec de la gaze hydrophile ; 3º le *drainage combiné* au moyen d'un tube en verre rempli de substances hydrophiles.

L'auteur emploie, habituellement, le dernier procédé ; exceptionnellement le second, mais jamais le premier. Les tubes de verre incurvés dont il se sert sont de longueur variable, leur courbure correspond à un quart, ou à un demi-cercle, et ils sont percés, au voisinage d'une de leurs ouverture, d'orifices latéraux dont le diamètre ne dépasse pas un millimètre. On les rend aseptiques par le savonnage, l'action de l'eau bouillante et le séjour dans une solution de sublimé (1 : 500). Le tube à drainage est, au moment de son emploi, retiré de cette solution et disposé dans le cul-de-sac de Douglas, de telle sorte qu'il repose exactement sur l'utérus par son bord inférieur concave. Ces tubes incurvés plongent dans les foyers de sécrétion qu'il s'agit de tarir plus sûrement que les droits, qu'emploient les chirurgiens anglais et américains. Ils ont en outre l'avantage de ne pouvoir offenser ni l'intestin ni l'épiploon.

Le drain une fois mis en place, la paroi abdominale est suturée, puis des pressions latérales sont exercées sur elle pour exprimer par le tube, tout ce qui reste de liquide dans le ventre. Alors, à l'aide d'un fin mandrin en cuivre ayant à peu près la courbure du tube, un morceau de *gaze aseptique*, et non point des mèches, qui ont les mêmes inconvénients que les languettes d'ouate, est poussé jusqu'à l'orifice profond du drain, et on le change jusqu'à ce qu'il ne trouve plus de liquide à pomper. Cela fait, on entasse des couches de gaze et d'ouate de bois et le tout est recouvert d'un pansement hermétique de diachylon, en morceaux grands comme un mouchoir de poche. Ce pansement est enfin égalisé de tous côtés à l'aide d'une bande.

Ce pansement n'est pas changé avant 24 heures ; ainsi, on ne fait dans le drain aucune aspiration à la seringue, mais on s'en fie à la capillarité pour assurer un assèchement complet. Le pansement est fait avec les précautions antiseptiques les plus strictes, et cette fois encore on introduit avec la sonde dans le drain de minces languettes de gaze pour pomper tous les liquides. Toute injection secondaire est évitée. Ce pansement reste en place 24 ou 48 heures. Le drain est retiré au 3ᵉ ou au 4ᵉ jour, lorsque toute sécrétion est tarie. Parfois il faut le laisser 6, 8 jours et même plus.

Seuls, les faits cliniques permettent d'apprécier l'efficacité du drainage. Les expériences faites sur le cadavre par Heinricius, Löbker, Delbet ne possèdent aucune valeur démonstrative. A la vérité, il ne s'agit même aucunement de drainage de toute la cavité abdominale, mais bien du drainage d'espaces linéaires, en forme de fentes, situés le plus souvent dans la région du cul-de-sac de Douglas, au voisinage des annexes de l'utérus, de l'utérus lui-même. Ce qu'il faut, c'est réaliser l'écoulement au dehors, l'excrétion centrifuge de sécrétions qui s'accumulent *après* l'opération, qui sont pour ainsi dire à l'état naissant, c'est amener la dessiccation de ces espaces vulvaires, sécrétants qui, d'après les recherches de Coe, Mundé, v. Stockum, et Treub, sont déjà, après 2-3 jours, isolés du reste de la cavité abdominale.

Le drainage opère donc à la manière d'une *soupape de sûreté*, en ce sens qu'il rend possible l'écoulement au dehors de sécrétions qui, retenues dans la cavité abdominale, seraient susceptibles de fournir un terrain de culture favorable à une infection septique.

Le chirurgien qui a l'occasion d'observer des cas à peu près identiques, traités les uns avec, les autres sans drainage, reconnaît bientôt que les premiers évoluent d'une manière beaucoup moins critique, que même ils ne présentent pas, dans les suites opératoires, des dangers associés aux sécrétions secondaires, ou aux diverses sortes d'adultérations du sang.

Le *tamponnement intra-péritonéal avec de la gaze* (Mikulicz, Fritsch, Pozzi, Treub, Hahn, etc.), que l'auteur a utilisé en 1881 après l'extirpation totale par le vagin, et en 1884 seulement dans les laparotomiès, possède en tant que *drainage capillaire simple* de sérieux inconvénients. La gaze placée à l'intérieur est très vite saturée, tandis que celle qui se trouve à l'extérieur n'est que d'un médiocre secours. Or, il n'est pas possible de retirer la première sans faire exsuder les sécrétions dont elle s'était imbibée et qu'on laisse ainsi dans la cavité abdominale. Lorsque l'auteur eut acquis l'expérience que, dans les cas où une hémorrhagie non justiciable des ligatures constituait une indication au tamponnement intra-péritonéal, cette indication pouvait être également remplie par le drainage combiné (tube de verre et gaze), en évitant même les inconvénients associés à la première méthode, dès lors, il n'employa plus le *drainage simple avec la gaze* ou le *tamponnement que dans les cas de plaies creuses, intraligamentaires et rétro-péritonéales.* Le drainage abdomino-vaginal que A. Martin, un adversaire d'ailleurs du drainage, a jusqu'en ces tout derniers temps employé dans les myômotomies, est également inutile. Car, il est possible, rien qu'avec le *drainage abdominal simple,* de détourner au dehors toutes les sécrétions. On peut également, au bénéfice de la toilette sèche du péritoine, réduire au minimum l'usage du lavage de la séreuse dont les dangers ont été mis en relief spécialement par Polaillon et Delbet.

En ce qui concerne l'*exposition théorique des indications* du drainage, qu'on se reporte au travail de Lande, inspiré par l'auteur (*Arch. f. Gyn.,* Bd XXXVI, Hft 2). Ces indications y sont ainsi formulées :

1) Foyers sanguins *circonscrils* en décomposition (infectés) ou capables de se décomposer, foyers de sécrétions, dont les fâcheux effets ne peuvent être empêchés par le pouvoir de résorption du péritoine, affaibli *localement* ou *sur toute l'étendue de la séreuse;* 2) éventualité possible d'une accumulation secondaire de sécrétions, dont la décomposition (infection) et la ré-

sorption pourraient entraîner une intoxication septique ; 3) quand on appréhende la rupture d'organes (lésés) et l'irruption de substances étrangères diverses (contenu de l'intestin, de la vessie) ; 4) lorsqu'il s'agit d'isoler de la cavité abdominale des plaies creuses, considérables, sécrétant abondamment.

*Au point de vue clinique*, se rangeront sous ces indications : de nombreux cas de salpingo-oophorectomie, en particulier, quand il s'agira de pyosalpinx, d'abcès de l'ovaire, de pelvi-péritonite exsudative avec contamination du péritoine par du pus ; hématocèles intra-péritonéales ; restes de tumeurs inextirpables ; péritonite chronique ; abandon de moignons utérins volumineux ; déchirures et pertes de substance étendues du péritoine pelvien ; beaucoup de cas de grossesse ectopique ; cas de plaies creuses à la suite de l'énucléation de tumeurs intra-ligamentaires et rétro-péritonéales, en particulier du rein ; après curage d'hématomes intra-ligamentaires, etc.

Depuis la publication du travail de Lande, l'auteur, sur un ensemble de 54 laparotomies, a pratiqué le drainage 13 fois ; 14 fois, si l'on fait entrer en ligne de compte une opération faite avec le D$^r$ La Torre (de Rome). Il a été réalisé de la manière suivante :

I. *Drainage simple avec la gaze* ou *tamponnement avec la gaze*, 3 fois ; *extra-péritonéal*, 2 fois, après énucléation de deux kystes paraovariques, après grossesse tubaire avec hématome intra-ligamentaire : *intra-péritonéal* 1 fois, dans une laparotomie exploratrice pour sarcome du mésentère (hémorrhagie).

II. Le *drainage combiné* (tube et gaze), 11 fois : 1 fois dans un cas de salpingo-oophorectomie pour inflammation chronique des annexes ; 2 fois dans des conditions semblables avec hématocèle intrapéritonéale ; 1 fois dans ces mêmes conditions combinées avec une grossesse extra-utérine ; 4 fois combinées avec un pyosalpinx, compliquées dans 2 cas d'abcès de l'ovaire, dans 2 cas avec exsudat suppuré libre dans le cul-de-sac de Douglas, dans 1 cas avec ulcération profonde du côlon descendant. Dans tous les cas, les sacs suppurés crevèrent et le pus fit irruption dans la cavité abdominale.

1 fois en outre, dans 1 cas de grossesse ovarico-abdominale (cavité saignante au niveau du sac ovulaire), 1 fois après une opération de Porro pour myômes du corps et du col de l'utérus et abandon du pédicule, 1 fois après ovariotomie (kyste sanguin) et hystérectomie consécutivement à une tentative d'énucléation vaginale d'un myôme du corps de l'utérus et à une rupture traumatique de l'utérus.

Seul, ce dernier cas, *a priori* désespéré, se termina par la mort, produite par le *shock*. *Toutes les autres opérées guérirent*. On ne pourrait en somme imaginer des résultats plus éloquents en faveur du drainage.

M. CUSHING (Boston) accorde une très grande importance à l'asséchement du péritoine, et il va encore plus loin que M. Sænger dans les indications du drainage : il est indispensable non seulement quand il y a eu du pus dans le péritoine, mais encore quand il y a eu une transsudation intense. Il fait une incision cutanée aussi petite que possible ; il est partisan du lavage du péritoine à l'eau bouillie.

L. TAIT (Birmingham), après avoir regardé comme une chose horrible le drainage abdominal que lui conseillait dès 1872 Campbell, l'emploie aujourd'hui très volontiers et en obtient les meilleurs résultats. En dehors des indications habituelles il y a recours dans toutes les laparotomies faites chez des malades épuisées et chez toutes celles qui ont dépassé 60 ans.

M. DUHRSSEN (Berlin). — **A propos de l'amputation du col de l'utérus.** — M. Dührssen rapporte une série d'amputations de la partie vaginale du col, empruntées à divers gynécologues de Berlin et dans lesquelles il se développa après l'opération, une paramétrite ou une périmétrite postérieure. D'après l'auteur, cette complication est due à ce que les fils de sutures sont placés dans le tissu cellulaire rétro-utérin ou même enserrent le péritoine ; mais elle se produisait aussi quand la section de la portion vaginale a été faite au-dessous du niveau de la voûte postérieure du vagin, dans les cas où la plaie d'excision de la lèvre postérieure, présente une conformation spéciale. Le tissu conjonctif de la paroi vaginale, constitué par deux faisceaux, l'un inférieur, l'autre supérieur, s'avance jusque sur la lèvre postérieure du col. Sur une coupe de celle-ci, on voit que l'un d'eux, l'antérieur, limite le canal cervical, auquel il assure une constitution solide ; le second, le postérieur, se continue directement de la paroi vaginale postérieure dans la partie postérieure de l'utérus. Ce faisceau postérieur est surtout développé dans la métrite chronique ; il est alors très résistant. Quand on fait une amputation du col, on sectionne sur la lèvre postérieure le faisceau inférieur ; alors, la muqueuse vaginale du col se rétracte en arrière vers la paroi vaginale et se confond avec elle. La rétraction de ce faisceau inférieur est d'autant plus marquée que le faisceau supérieur est plus épaissi et plus enflammé. Par suite, quand on fait des excisions cunéiformes du col assez profondes, le tissu cellulaire rétro-utérin et le péritoine sont placés sur le fond de la plaie. Qu'il se développe une inflammation le long du trajet d'un fil profondément placé (et l'occasion de telles inflammations est fournie par l'existence dans les voies génitales de micro-organismes nombreux) et une périmétrite ou une paramétrite postérieure en est la conséquence fréquente.

Pour parer à cet inconvénient et prévenir cette complication qui augmente les douleurs de la métrite chronique, contre lesquelles est précisément dirigée l'amputation du col, M. Dührssen conseille de fermer d'abord la plaie de la lèvre postérieure du col avec des sutures perdues au catgut et de réunir ensuite, par-dessus cette plaie, les muqueuses du col et du vagin. Il a procédé lui-même ainsi dans deux cas : après incision bilatérale, après l'excision et la suture de la lèvre antérieure du col, il a fait l'excision de la lèvre postérieure et a suturé les incisions latérales par des fils de catgut perdus. A ce moment la plaie, à la partie postérieure de l'orifice utérin, avait une forme sagittale ; cette plaie d'aspect triangulaire, a été réunie elle-même à l'aide de deux sutures au catgut, l'une perdue, l'autre superficielle. Dans ces deux cas l'opération avait été faite pour une érosion du col, symptomatique de métrite chronique ; mais dans le dernier cas, l'auteur fit

en même temps le curettage du col et des injections de chlorure
de zinc, moyens qu'il combine souvent avec l'Emmet ou les opé-
tions analogues lors de déchirures du col. L'amputation du col est
superflue dans les sténoses cervicales, quand elles existent à l'orifice externe, la discission complétée par l'*ourlure* d'Hegar, c'est-à-
dire la suture de la muqueuse vaginale à la muqueuse cervicale
est parfaitement suffisante. Par cette méthode, Gusserow a guéri
bien des cas de stérilité invétérée. Dans la sténose de tout le canal cervical, c'est-à-dire de l'orifice interne, la dilatation est indiquée ; on peut employer le procédé rapide et non douloureux,
d'Apostoli. M. Dührssen après 2 séances a vu une femme de 45 ans
devenir enceinte ; cette femme avait avorté une fois, au commencement de son mariage, qui remontait à 20 ans.

### Traitement de la dysménorrhée obstructive.

Thomas More Madden (Dublin).—Le diagnostic de l'obstruction
créé par la sténose cervicale comme cause capitale de la dysménorrhée est la clef de la pathologie et des succès thérapeutiques
chez la grande majorité des malades. Dans ma pratique hospita-
lière de ces 20 dernières années, environ 11 pour cent des cas de
stérilité déterminés par cette cause se sont présentés à moi sur
un total d'environ 9,000 cas gynécologiques. De tous les maux
dont souffre la femme, il en est peu qui donnent lieu à des douleurs plus persistantes et produisent des effets plus désastreux sur
la santé générale, sur le système nerveux et sur l'état mental de
la malade, qu'une dysménorrhée *obstructive* bien établie. Celle-ci
mène quelquefois à l'alcoolisme, les femmes étant au début
souvent soumises à tort à l'emploi de l'alcool donné comme sti-
mulant ; les doses sont progressivement augmentées, jusqu'à ce
que finalement la malheureuse victime de l'alcoolisme causé par
sa dysménorrhée, devienne une ivrogne incurable.

Je n'ai pas l'intention ici de m'arrêter aux divers modes de dilatation lente du canal cervical, depuis l'introduction dans la pratique par Simpson et Swan des éponges et des laminaires. L'introduction des instruments destinés à obtenir une dilatation ra-

pide de ce canal a constitué un grand progrès dans cette partie
de la chirurgie. Parmi les dilatations les plus connues, je vous
rappellerai simplement ceux d'Hegar, de Duke, de Lawson Tait.
Dans le même but, j'ai imaginé un instrument qui permet d'obtenir une dilatation rapide et permanente du canal cervical sans
danger (1). Cet instrument diffère des autres dilatateurs à divers
points de vue, en particulier au suivant : il dilate le canal de dedans en dehors, en d'autres termes, il imite le processus normal
de dilatation de la cavité utérine qui se fait de haut en bas, de la
cavité utérine vers le col utérin, tandis que la plupart des autres
dilatateurs, tels que ceux d'Hegar, par exemple, agissent dans
un sens diamétralement opposé. J'ajouterai que mon dilatateur,
qui n'est pas plus gros qu'une sonde ordinaire quand on l'introduit, peut servir à la dilatation de l'urèthre chez la femme.

### De l'hématocèle.

T. Veit. — Veit recommande tout d'abord de donner des
noms différents aux épanchements sanguins qui se font dans
les diverses régions périgénitales de la femme; on dira : a) *hémorrhagie intra-péritonéale* pour un épanchement sanguin libre
dans la cavité péritonéale; b) *hématocèle* lors d'hémorrhagies
enkystées dans le péritoine; c) *hématome*, lors d'hémorrhagies
dans le tissu conjonctif. L'hématocèle ne résulte jamais d'un
épanchement sanguin libre, dans une cavité péritonéale saine,
car, si l'hémorrhagie s'arrête, le sang est résorbé, si elle ne s'arrête pas la mort survient, la pression intra-abdominale étant
insuffisante pour arrêter l'hémorrhagie. Pour qu'il y ait hématocèle, il faut ou que des adhérences préalables limitant l'hémorrhagie existent ou que l'hémorrhagie soit très lente et se produise
dans une cavité péritonéale où existent déjà plus ou moins d'adhérences (c'est ce qui arrive, le plus souvent, dans la grossesse

---

(1) Le dilatateur de T. M. Madden est formé de deux branches mousses
qui s'écartent à la manière de la bascule coupante dont quelques chirurgiens
se servent pour inciser les rétrécissements du méat urinaire chez l'homme.

tubaire). Dans l'hématome, l'hémorrhagie est arrêtée par la résistance du tissu conjonctif qui double le péritoine. Le diagnostic de l'hémorrhagie libre dans la cavité péritonéale se fonde sur la constatation de symptômes généraux d'anémie, sans signes objectifs du côté du péritoine et en l'absence de toute autre cause d'hémorrhagie utérine. On ne peut percevoir un épanchement sanguin libre dans le péritoine, qu'il soit à l'état liquide ou qu'il soit coagulé. Il est généralement facile de distinguer l'hématocèle de l'hématome, l'expérience nous apprend que, dans les cas difficiles, c'est un diagnostic sans importance. Dans les 2 cas, il y a tumeur. Il semble que l'on soit généralement d'accord sur le traitement de l'hématome et de l'hématocèle. Dans le cas d'hémorrhagie libre dans le péritoine, sans signes objectifs et avec symptômes généraux graves, il faut ouvrir l'abdomen. Veit recommande d'opérer le bassin élevé, et pour avoir une hémostase absolument certaine, si le sang vient de la trompe, il conseille de lier celle-ci ainsi que les vaisseaux utéro-ovariens.

L. TAIT dit qu'il est entièrement d'accord avec le Dr Veit sur la nécessité d'avoir une nomenclature, mieux définie, des diverses hémorrhagies qui se font dans le bassin. Le terme hématocèle lui semble convenir aux hémorrhagies intra-péritonéales, celui d'hématome aux hémorrhagies qui se font dans l'épaisseur des ligaments larges. L'hémorrhagie intra-péritonéale commande la laparotomie immédiate et la ligature du point qui saigne, tandis que l'hémorrhagie intra-ligamentaire peut être abandonnée à elle-même dans le plus grand nombre de cas. Dans l'hématocèle, en effet, tous les hémostatiques ordinaires restent sans effet, tandis que dans l'hématome la coagulation est favorisée par des conditions anatomiques et l'hémorrhagie est dès lors facilement arrêtée. Dans l'hématocèle, il se forme fréquemment une tuméfaction arrondie au-dessus du détroit supérieur, avec saillie plus ou moins marquée dans le cul-de-sac vaginal. Dans l'hématome, la tuméfaction s'étend inférieurement jusque vers les parois osseuses du bassin constituant ainsi quelque chose d'analogue à la voûte de la crypte d'une église.

**Péritonite après rupture d'un hématome ovarique. Laparotomie.
Guérison.**

BOLDT (New-York). L'examen microscopique révéla un endo-
théliome en voie de transformation angiomateuse, avec formation
d'un hématome. 200 grammes de sang et de caillots. Les espaces
sanguins de nouvelle formation dérivaient sans doute des veines
de l'ovaire dilatées. Boldt, d'accord avec Jones, considère ces en-
dothéliomes, qui ne s'accompagnent d'aucune tumeur volumineuse
de l'ovaire, comme les produits d'une inflammation plastique de
l'organe.

**Grossesse extra-utérine.**

M. le D<sup>r</sup> CH. BOISLEUX (Paris). — *Un cas de grossesse extra-
utérine au 3<sup>e</sup> mois ; terminaison spontanée.* — Expulsion de la
membrane déciduale. — Guérison de la femme. — Préparations
microscopiques. (Observation inédite.)

M<sup>me</sup> Ca...., âgée de 34 ans, de Paris, réglée à 18 ans,
irrégulièrement jusqu'à son mariage, mariée à 21. A 24 ans,
fausse couche de 3 mois, suites normales. A 25 ans, pelvi-
péritonite à la suite de ses règles ; alitée 3 mois ; douleurs
très vives avec élancements à gauche, vésicatoire. A 28 ans,
accouchement à terme et suites de couches normales : enfant
vivant.

30 mai 1889. Deuxième fausse couche, d'environ 5 mois, douleurs vives dans le côté gauche, alitée 3 mois, menstruation
régulière, 6 à 7 jours, peu abondante. Dernières règles,
9 mars 1890.

Du 10 au 15 avril, pertes abondantes avec caillots; du 15 au
20 avril la malade a perdu tous les jours quelques gouttes de
sang.

Le 20. Potion avec 2 grammes d'ergotine.

Le 21 et les jours suivants les pertes continuent.

Le 24. Potion avec 2 grammes d'ergotine, la malade perd de
plus en plus.

Le 27, elle est obligée de s'aliter.

Le 29, un autre médecin prescrit une potion avec 3 grammes d'ergotine, lavements laudanisés 2 fois par jour.

Le 3 mai, la malade est alitée, exsangue ; pouls petit, 120 pulsations à la minute, la malade perd toujours et se plaint de douleurs dans la jambe droite ; au toucher, on sent un col mou, entr'ouvert qui laisse présumer une fausse couche. L'utérus est en antéflexion, le col coudé sur le col ; l'utérus est hypertrophié et de plus immobile et comme incarcéré dans le petit bassin. A gauche de l'utérus, tissu résistant, lardacé ne permettant au doigt de distinguer aucune tumeur. A droite, le cul-de-sac latéral est plus souple, et en un point situé immédiatement à côté de l'utérus on trouve un pont membraneux se laissant déprimer comme les membranes fœtales dans l'accouchement à terme. De plus, en arrière, vers l'espace de Douglas on sent une tumeur de la grosseur d'un œuf de poule. Diagnostic : avortement imminent ; suppression de l'ergotine, continuation des opiacés.

4 mai. Même état.

Le 5. Examen avec le spéculum de Sims : col hypertrophié, bleuâtre ; l'orifice externe ne laisse pas pénétrer l'extrémité du doigt ; à droite du col on aperçoit un point ramolli et membraneux de 1 à 2 centimètres de diamètre ; gaze iodoformée dans le vagin.

Le 6. La malade a eu quelques douleurs utérines à la suite du tampon de gaze ; les pertes sont arrêtées, douleurs persistantes dans la jambe droite.

Du 6 au 10, même état. Le 10 et le 11, pertes avec caillots. Le 12, les pertes ont cessé, mais la malade se plaint toujours de douleurs dans la jambe droite, bien que l'on ne voie de ce côté ni trace de lymphangite, ni œdème. Le 18, la malade a eu quelques douleurs et perdu quelques caillots. Le col est cependant toujours fermé. Le 21, nouvelles douleurs, qui se terminent par l'expulsion de caillots sanguins. L'orifice externe est fermé. Le 24, la malade a eu 6 heures de douleurs aussi fortes que les douleurs de l'expulsion pendant l'accouchement, douleurs simultanées très vives dans la cuisse surtout au niveau du triangle de Scarpa ; ces douleurs, d'après la description de la malade, suivaient le trajet des nerfs antérieurs et postérieurs de la cuisse. A la suite de cette crise de douleurs la malade expulsa par la matrice une membrane, dont j'ai recueilli quelques morceaux.

Voici des préparations microscopiques provenant de 2 ou 3 séries de coupes ; les noyaux sont colorés à l'hématoxyline, et le fond de la préparation avec l'acide picrique. Je n'ai pas trouvé de villosités choriales, ni de restes d'œuf, mais bien une membrane déciduale organisée (1).

Du 24 mai au 6 juin, pertes sanguines peu abondantes. Du 6 au 26, les pertes ont cessé, la malade est restée alitée. Du 26 juin au 2 juillet, retour des règles. Le 6, j'ai examiné de nouveau la malade, la tumeur droite était réduite, le pont membraneux que j'avais senti à droite était comblé et remplacé par le tissu vaginal souple sans solution de continuité.

Le 26, second retour des règles, la femme est complètement rétablie et n'a aucune douleur dans la jambe droite. Il s'agit donc ici d'une grossesse extra-utérine au 3⁰ mois qui a évolué heureusement ; il me semble que l'on peut considérer la malade comme guérie et qu'on peut laisser se résorber son kyste fœtal sans qu'elle coure aucun danger.

Le D$^r$ Picqué (de Paris). — *Sur 3 cas de grossesse extra-utérine. — Grossesse ectopique tubaire de 5 à 6 mois. — Fœtus vivant. — Rupture. — Accidents péritonitiques. — Laparotomie. — Guérison.* — Dans le courant de l'année 1889, M. Picqué a eu l'occasion, à l'hôpital de Pascal-Lourcine, d'intervenir dans 3 cas de grossesse extra-utérine intra-tubaire et de guérir ses malades ; 2 cas seulement concernaient des fœtus vivants de 5 et 6 mois ;

_________________

(1) 1⁰ De la structure de la membrane déciduale (*cellules rondes et fusiformes dont le corps est très développé comparativement au noyau qui est resté petit*), je conclus à une grossesse certaine.

2⁰ De l'absence de villosités choriales et de parties fœtales dans cette membrane, je conclus à une grossesse extra-utérine, siégeant au point où j'avais senti une tumeur offrant un ramollissement spécial.

3⁰ La chute de la membrane déciduale me fait conclure à la mort du kyste fœtal, *pronostic favorable excluant toute opération.*

il dut opérer d'urgence après rupture de la poche et accidents graves de péritonisme. Chez l'une et chez l'autre la cavité péritonéale
était remplie de caillots sanguins : c'était en réalité une hématocèle symptomatique foudroyante. Les particularités intéressantes de ces observations seront publiées plus tard.

M. Picqué signale en particulier un fait relatif à l'intervention.
On sait malgré les belles statistiques publiées en Allemagne depuis
la 1ʳᵉ observation de Breisky, combien il succombe encore de
femmes à la suite de ces interventions, réserve faite bien entendu
des cas où l'acte chirurgical a été pratiqué trop tardivement. Je
crois, avec un grand nombre de chirurgiens, que, dans beaucoup
de ces cas, la mort tient à ce que par crainte d'hémorrhagie on
abandonne le placenta à lui-même après avoir suturé les bords de
la poche à la paroi abdominale. Malgré toutes les précautions antiseptiques prises ultérieurement, et en raison des chances d'infection septiques M. Picqué croit, avec beaucoup de chirurgiens
français et allemands, que c'est là une pratique à rejeter définitivement ; il suit la pratique admise aujourd'hui et ne craint pas
d'enlever successivement le placenta et la trompe : c'est à cela,
croit-il, qu'il faut attribuer ses succès, dans les 3 observations
publiées. Dans un cas l'hémorrhagie fut considérable mais bien vite
réprimée par l'emploi d'une pince appliquée sur la corne utérine.

En résumé, M. Picqué croit devoir se rallier sans réserves à la
pratique qui consiste à appliquer à la grossesse ectopique tubaire
la salpingectomie pure et simple, c'est-à-dire l'ablation successive
du contenant et du contenu, opération qui ne saurait présenter,
avec un bon outillage hémostatique, aucune difficulté, et qui sous-
trait la malade aux chances possibles d'infection.


### Déviations de l'utérus.

M. ASSAKY (Bucharest). — *De l'hystéropexie extra-péritonéale.*
— 1º Des faits qu'il a indiqués, il résulte que l'hystéropexie extra-
péritonéale est contre-indiquée dans le prolapsus compliqué d'une
lésion des annexes. La laparotomie permet seule de se rendre
compte du degré de la lésion et d'y porter remède. Elle est éga-

lement contre-indiquée dans les rétro-déviations adhérentes où la laparotomie permet mieux que les autres procédés de mobilisation de libérer l'utérus avant de le suturer à la paroi abdominale; 2° l'hystéropexie extra-péritonéale est contre-indiquée dans les rétro-déviations non adhérentes, parce qu'un des éléments de la parfaite adaptation de l'utérus à la paroi abdominale est le relâchement des ligaments utérins qu'on observe dans le prolapsus seul ; 3° dans le prolapsus simple, non compliqué, l'hystéropexie extra-péritonéale est une opération simple, rapide et qui ne présente aucun des dangers qu'on lui attribués.

M. Dœderlein (Leipzig) fait une très courte communication sur le *traitement des rétro-déviations de l'utérus par le massage* M. Dœderlein simplifie dans une légère mesure la manière de faire habituelle.

S.-M. Bossi (Gênes). — J'ai, dans 6 cas, eu recours à la *vaginofixation du col*, du côté même où se trouve pathologiquement dévié le corps. L'opération se pratique de la manière suivante :

La malade couchée sur le dos, les cuisses fléchies sur l'abdomen et les jambes sur les cuisses, je saisis le col de l'utérus avec la pince de Schrœder, modifiée par Mangiagalli, et je l'abaisse le plus possible. Écartant le vagin du côté où je dois opérer, j'excise une bande rectangulaire de la muqueuse du col et une bande égale de la surface vaginale correspondante, en comprenant dans l'avivement le cul-de-sac vagino-utérin.

Je passe un premier point de suture au catgut d'un bord à l'autre de la muqueuse vaginale cruentée, puis à travers la surface avivée du col au même niveau. Les deux chefs du fil sont serrés et saisis dans une pince. Le premier point doit être distant de quelques millimètres seulement du cul-de-sac vagino-cervical.

A peu de millimètres du premier point, je pratique de la même manière d'autres sutures dans toute la hauteur du rectangle.

Chaque fil est ensuite noué successivement et l'affrontement est obtenu.

Je conseille à la pa tiente, pendant quelques jours, de se tenir pendant la nuit dans la position génu-pectorale ou latérale, selon la déviation corrigée, afin de maintenir plus facilement l'utérus dans la position que lui a donnée l'opération.

Cette méthode très simple aurait l'avantage d'être applicable aux déviations utérines, soit antérieures, soit postérieures, soit latérales, soit aussi à la *descente et au prolapsus de l'utérus*.

En fait, dans les prolapsus de l'utérus on conseille, outre les opérations plastiques sur le vagin et sur le périnée, la ventro-fixation de l'utérus et la colporraphie médiane.

Mais les inconvénients auxquels exposent ces deux opérations sont très remarquables.

Je conseille donc d'associer la *vagino-fixation* du col de l'utérus aux colporraphies et à la périnéorraphie. En deux cas je l'ai faite et jusqu'à présent je m'en trouve très satisfait. Les conditions *sine qua non* sont que l'utérus ait conservé sa consistance normale et sa mobilité. Avec ces deux conditions, en fixant le col du côté où le corps est dévié, celui-ci reprend sa position par un mouvement de levier imprimé au col. Il en résulte que ce moyen curatif doit être plus efficace dans les versions que dans les flexions utérines.

Jusqu'ici je ne possède que six cas opérés.

Aussi je me limite à cette simple note en attendant que je puisse apporter un nombre suffisant de succès qui prouvent l'utilité de la *vagino-fixation du col utérin*.

### Contribution à l'étude du traitement hydrostatique de l'inversion chronique de l'utérus.

L. AD. NEUGEBAUER (Varsovie). L'auteur relate en faveur du traitement de l'inversion utérine, par la pression continue exercée sur l'utérus inversé au moyen d'un ballon en caoutchouc de plus en plus distendu avec de l'eau, le cas suivant : femme, âgée de 22 ans, atteinte, depuis un accouchement survenu deux années auparavant, d'inversion utérine. Au moment où la femme, extrêmement affaiblie par les pertes de sang, se présenta à la Clinique, on releva les particularités suivantes : existence dans le vagin d'une tumeur à grand axe longitudinal, ovoïde, un peu aplatie, quelque peu élastique et mobile, occupant les 2/3 supérieurs du vagin, à grosse extrémité dirigée en bas, et comme appendue à un pédicule. Autour du pédicule, sillon accusé, ou plutôt gouttière entre le pédicule et la marge de l'orifice externe. Surface de la tumeur lisse, et recouverte d'une muqueuse présentant une coloration rouge très vive. A l'exploration bimanuelle, constatation entre les ligaments larges, d'une dépression infundibuliforme, qui confirma le diagnostic d'inversion de la matrice. Le traitement qui consista dans l'application, après nettoyage rigoureux du vagin, d'un ballon en caoutchouc, dans lequel on injecta une quantité d'eau qui fut portée successivement à neuf onces, douze onces, quinze onces, dut être interrompu le 10 juin à cause de l'apparition des règles. Il fut repris le 13 juin. Chaque jour, on enlevait le ballon et on faisait un lavage minutieux du vagin. Le 27 juin, après 17 applications de l'appareil, la réduction de l'utérus inversé était obtenue. Quelques jours après, il était impossible de retrouver la moindre trace de l'état pathologique antérieur. D'après Neugebauer, les avantages du ballon hydrostatique sur le ballon rempli d'air résultent de l'incompressibilité à peu près complète de l'eau, tandis que l'air est compressible.

### Hernie périnéale vagino-labiale.

M. WINCKLER (Munich) a lu un très intéressant travail sur la hernie périnéale qui se fait chez la femme au niveau de la grande lèvre. Il a montré à ce propos des dessins représentant les cas connus et a terminé en montrant comment il fallait traiter cette affection. Pour lui, le meilleur procédé de traitement est simplement la cure radicale par le périnée. M. le D<sup>r</sup> Winckler a distingué trois formes dans ces hernies ; mais ces trois variété peuvent se combiner entre elles sur la même malade. La première variété est dite *antérieure :* c'est celle qui se fait entre le constricteur de la vulve et le muscle ischio-caverneux.

La seconde, dite *moyenne,* passe entre le constricteur de la vulve et le transverse profond du périnée, la troisième appelée postérieure, est celle qui se fait entre le releveur de l'anus et le grand fessier. Le sac des trois variétés de cette hernie, lorsqu'il est examiné par l'abdomen présente un certain nombre de caractères propres. L'orifice abdominal du sac se trouve de chaque côté de la vessie, en avant ou en arrière des parties fibreuses qui unissent solidement la vessie aux parties voisines du bassin.

### Loi de périodicité des fonctions physiologiques dans l'organisme féminin.

OTT (St-Pétersbourg). — Il n'est pas une fonction de l'organisme humain qui ait suggéré autant d'hypothèses que le processus des écoulements sanguins menstruels, qui, chez toute femme saine, se font à des intervalles réguliers. Toutefois, bien que le plus grand nombre de ces hypothèses soient fort ingénieuses, aucune d'elles n'a fait assez de lumière autour de ce processus ni en ce qui concerne la menstruation chez la femme, ni en ce qui a trait aux pertes de sang à l'époque du rut chez les animaux.

Si je me permets aujourd'hui d'aborder ce sujet, je n'ai cependant nullement l'intention d'ajouter une hypothèse de plus à celles déjà existantes. Mon but est de montrer simplement la voie qui a déjà permis de mettre en évidence certains faits nouveaux, et qui nous conduira, à bref délai, je n'en doute pas, à une explication exacte du processus de la menstruation. Les recherches sur lesquelles nous aurons plus loin à parler, ne portent pas directement sur la menstruation, mais sur ces processus vitaux, qui entrent en jeu dans l'organisme de la femme pendant toute la période de l'activité sexuelle. Ces phénomènes se produisent et cessent avec la menstruation, ils rentrent donc parmi les phénomènes concomitants, ils sont vis-à-vis d'elle en rapport de dépendance, relation d'autant plus certaine que la périodicité la confirme.

Je laisserai de côté ces phénomènes d'excitabilité, de nervosisme, et les autres phénomènes analogues qui apparaissent à chaque menstruation pour ne m'occuper que des symptômes susceptibles d'être soumis au contrôle d'une méthode scientifique, rigoureuse.

Nous possédons déjà, à l'heure actuelle, des observations exactes sur la température, le pouls et la pression sanguine (C. Rein, Repreff, D$^r$ Ott) qui, toutes concourent à établir que l'activité vitale est à son *maximum* avant la menstruation et qu'elle s'abaisse au début de celle-ci ou immédiatement avant.

Les tracés sphygmographiques, force musculaire et excrétion de l'urée subissent, semble-t-il, des oscillations semblables (Goodmann, Stephanson, Mary Jacoby, Rabuteau). A cause de la grande importance de ces faits, j'engageai le D$^r$ Schichareff à entreprendre de nouvelles recherches sur les phénomènes connexes de la menstruation et à contrôler les recherches déjà faites. Indépendamment de la température, du pouls, et de la pression sanguine, les nouvelles recherches portèrent sur la chaleur rayonnante, la force musculaire, la capacité pulmonaire, la force de l'inspiration, de l'expiration, ainsi que sur l'état du système nerveux par l'étude des réflexes tendineux. On choisit pour ces recherches des femmes, bien portantes, qui, durant tout le temps des observations, restèrent dans les mêmes conditions. Ces observations furent toujours prolongées pendant un long intervalle de temps, dans quelques cas elles comprirent jusqu'à 2 à 3 périodes menstruelles, et les recherches furent pratiquées quotidiennement, à une certaine heure, toujours la même, de la matinée. De cette façon, il fut examiné 57 femmes durant 68 périodes menstruelles.

Les recherches sur la chaleur rayonnante furent toujours pratiquées avec l'appareil *ad hoc* (Thermofugoskops) d'Aruchem, qu'on applique sur un point, toujours le même, de la poitrine (4 sujets d'expérience, 10 périodes menstruelles). La force musculaire fut appréciée au moyen du dynamomètre de Collin, aux deux mains, la traction étant faite avec deux doigts (16 sujets d'expérience, 20 périodes menstruelles). La capacité pulmonaire et la force des ampliations respiratoires furent mesurées avec le spiromètre de Hutchinson et le pneumatomètre de Waldenburg.

Le moment du phénomène de réaction du réflexe patellaire fut déterminé à l'aide du petit· marteau, spécialement imaginé pour ces recherches par Bouilly (*Comptes rend. des séances et mém. de la Soc. de biologie*, 1882, p. 595) ; on eut soin d'imprimer au tendon rotulien un certain choc, toujours le même, sur un point, également invariable, marqué avec un crayon d'aniline.

Si maintenant nous jetons un coup d'œil d'ensemble sur les résultats fournis par l'étude de l'activité de certains organes et systèmes, appareils respiratoire, vasculaire, musculaire, système nerveux, nous trouvons que : *l'énergie des fonctions de l'organisme féminin augmente avant le début de la menstruation, que par contre elle diminue immédiatement avant ou dès le commencement de l'écoulement sanguin.*

Toutefois, l'excitabilité du système nerveux et la chaleur rayonnante, atteignent leur maximum un peu plus tardivement, pendant la période menstruelle.

Ces recherches et les recherches antérieures démontrent d'une façon scientifique que les fonctions de l'organisme féminin sont réellement soumises à une loi de périodicité. Mais, il s'agissait encore de savoir si ses oscillations régulières étaient ou non sous la dépendance de la menstruation. Et pour cela, voir ce qu'elles devenaient chez les sujets non encore menstruées ou ayant cessé de l'être. Or, les nombreuses recherches entreprises chez les petites filles de 8 à 13 ans et chez des femmes de 58 à 80 ans, inaptes à la génération et également non menstruées, démontrèrent l'absence de ces variations périodiques. « L'observation exacte des processus en question permettrait d'établir finalement une loi, que je désirerais voir formuler de la façon suivante : *Loi de périodicité des fonctions physiologiques dans l'organisme féminin* ».

**Du pouvoir de contraction de l'utérus et de son importance pratique.**

ARENDT (Berlin). — De légères excitations de l'utérus, l'exploration simple déterminent des contractions de l'organe ; des excitations plus vives (massage, pressions), provoquent des contractions plus énergiques. C'est d'abord la paroi postérieure qui bombe, puis l'antérieure ; il y a diminution de l'organe en longueur, augmentation, quoique très peu marquée, en largeur et en épaisseur, somme toute : changements de dimensions, de forme, de consistance. La durée et l'énergie de la contraction dépendent des qualités du tissu utérin. On peut utiliser la provocation artificielle de contractions au traitement de la métrite chronique, de l'endométrite, de l'hyperhémie utérine, de la subinvolution, de la stase veineuse et de quelques cas de rétroflexion.

### Traitement de l'éventration abdominale consécutive.

BALANDIN (St-Pétersbourg) dans un cas d'éventration étendue de l'ombilic à la symphyse fit, de chaque côté de la portion éventrée, une incision verticale des téguments et du tissu cellulaire sous-cutané, ne s'arrêtant qu'après avoir entamé les muscles. Relevant alors les parties latérales du pont de peau médian (ancienne cicatrice) et les retournant vers la ligne médiane de manière à avoir une face cruentée superficielle, il sutura au catgut leurs bords l'un à l'autre. Puis, attirant au-dessus du canal, ainsi constitué par l'enroulement de la surface cicatricielle sur elle-même, les lèvres externes des incisions droite et gauche primitivement tracées, et les suturant l'une à l'autre, il doubla ce canal d'une nouvelle couche cutanée-musculaire.

Pansement au diachylon suivant la technique d'Hegar, bandage circulaire par-dessus le tout.

### Sarcome de l'utérus.

KALTENBACH (Halle). — L'auteur communique 7 cas de sarcome de l'utérus, qui en représentent presque complètement toutes les formes, tous les stades, toutes les combinaisons : 2 fois, le néoplasme était exclusivement circonscrit dans le corps ; 3 fois exclusivement dans le col. Entre le sarcome fibreux et le sarcome muqueux diffus existaient plusieurs types intermédiaires. Dans un cas, il s'agissait d'un polype sarcomateux du col, de la grosseur d'une tête fœtale ; simultanément, toute la surface utérine du col de l'utérus était envahie par un sarcome diffus de la

muqueuse, et le fond de l'utérus était le siège d'un myôme,
atteint de dégénérescence cancéreuse.

Dans un autre cas, indépendamment du col qui était altéré
dans toute l'épaisseur de sa paroi, le corps contenait un certain
nombre de nodules, du volume d'une aveline, remplis d'un liquide
sanguinolent et d'une substance molle, semblable à de la substance cérébrale. 2 nodosités semblables, métastatiques se trouvaient au voisinage du méat urinaire, on les enleva en même
temps. Dans les 7 cas, après confirmation du diagnostic par l'examen
microscopique, on fit l'hystérectomie totale, 6 fois par le vagin.
une fois, à cause des dimensions du sarcome, qui occupait le corps
de la matrice, on dut adopter la voie abdominale ; on eut soin
tout d'abord de désinsérer aussi haut que possible le col du vagin,
puis on appliqua une ligature élastique, pour empêcher l'issue du
liquide ichoreux.

Toutes les opérées supportèrent très bien l'opération. Toutefois, 2 succombèrent au bout de 4 à 8 mois à des récidives ;
d'ailleurs, ces femmes ne s'étaient présentées qu'à une époque déjà
très avancée de la maladie. Une autre opérée reste bien portante
depuis 2 ans 1/2 et peut se livrer aux travaux des champs, les plus
durs. Les autres femmes sont actuellement bien portantes, mais
elles n'ont été opérées que dans le cours de l'année. Ces malades
étaient âgées de 25 à 47 ans.

Dans les 2 cas de récidive, celle-ci se fit, sous forme de noyaux
diffus, dans le bassin et dans la cavité abdominale ; dans un cas,
il y eut compression des uretères, rétention absolue de l'urine
dans les bassinets et urémie.

Dans une 8e observation, celle d'une jeune fille de 15 ans, chez
laquelle l'auteur avait pratiqué l'amputation supra-vaginale de
l'utérus, qui s'élevait jusqu'à l'ombilic, la récidive se fit sous forme
de noyaux multiples, sur les ganglions rétropéritonéaux, de chaque
côté de la colonne vertébrale, et amena la mort au bout d'un an
et demi.

Un 9e cas, inopérable en raison de la période avancée du processus (perforation de l'utérus, péritonite), présentait, au point
de vue étiologique, un point intéressant. La malade avait accou-

ché 1 an 1/2 auparavant d'une vésicule hydatique énorme. Comme Léopold à signalé un fait semblable, il ne paraît pas douteux que le sarcome du corps ait eu son point de départ dans certaines portions du myxome du chorion restées dans la paroi utérine. C'est là une confirmation de l'opinion émise pour la première fois par Virchow, que le myxome du chorion, tout comme une tumeur maligne, peut user, et même perforer la paroi de la matrice.

### Une nouvelle salle d'opération, spécialement pour les laparotomies.

BALANDIN (St-Pétersbourg). — Cette salle d'opération a été construite en 1887 et utilisée, depuis cette époque, pour les laparotomies. On s'est préoccupé dans son installation de réaliser deux conditions capitales : *a)* rendre le milieu opératoire aussi aseptique que possible ; *b)* permettre aux spectateurs de suivre, aussi complètement que possible, tous les détails de l'opération. Dans ce but on a : 1) séparé les spectateurs de l'endroit spécial où se fait l'opération ; 2) diminué la distance des spectateurs du champ opératoire ; 3) agrandi l'angle sous lequel ils voient le champ opératoire, quand cette distance pour une raison quelconque (par exemple, nombre considérable des spectateurs) ne pouvait être suffisamment diminuée. L'espace employé est divisé en deux parties par une cloison en verre ; il mesure en largeur 5 1/4 mèt., en longueur 6 3/4 mèt., en hauteur 7, et cube 250 mètres dont 150 appartiennent au compartiment où l'on opère, 100 à celui réservé aux spectateurs. En ce qui concerne les autres dispositions prises, il nous suffira de dire qu'on s'est efforcé de réaliser les meilleures conditions d'aération, de calorification, et d'éclairage, et de réunir toute une série de moyens qui permettent de supprimer, aisément et au maximum, du milieu opératoire les différentes causes d'infection. On a pu ainsi pratiquer dans cette salle d'opération les laparotomies les plus difficiles, en présence souvent de plus de 100 assistants, et obtenir des résultats équivalents à ceux des opérateurs les plus heureux.

### Asepsie ou antisepsie dans les laparotomies.

G. Rein (Kiew). — Les brillants résultats obtenus, en tous pays, dans les laparotomies sont la gloire, non seulement des gynécologues et des chirurgiens, mais aussi de la médecine générale moderne. Cependant, nous ne possédons pas encore une méthode universellement reconnue et rigoureusement scientifique de traitement de la plaie dans les laparotomies. Aussi, ai-je eu le désir de tâcher d'étayer scientifiquement l'état actuel de la question.

Les théories microbiennes sur l'origine des maladies septiques et sur la pyohémie peuvent, à l'heure actuelle, être tenues pour parfaitement démontrées. Certes, nous ne contestons pas la possibilité d'une suppuration sans microbes, non plus que celle d'une immunité vis-à-vis de certains microbes pyogènes introduits dans l'organisme (Grawitz, etc.) ; mais, ces restrictions n'infirment en rien le point essentiel de la question. En conséquence, encore aujourd'hui, tout comme au moment de l'apparition de la méthode de Lister, c'est un des principaux devoirs des chirurgiens de protéger la plaie contre les microbes.

Il ressort de là que nous n'avons à notre disposition que deux méthodes vraiment scientifiques de prophylaxie et de traitement des plaies : l'antisepsie et l'asepsie. Toutes les autres peuvent être ramenées à l'une ou à l'autre de ces deux.

Les particularités, les caractères propres aux microbes pathogènes sont loin d'être parfaitement connus, et on ne sait de même que peu de chose sur les conditions dans lesquelles les microbes non pathogènes et pathogènes fabriquent des ptomaïnes et des matières toxiques dangereuses. Aussi, pour réaliser une protection vraiment sûre de la plaie, est-il indispensable de l'abriter, non seulement contre les microbes septiques et pyogènes, mais contre tous les microbes : en un mot, de réaliser une stérilité absolue. La stérilité de la plaie est le but, que l'on fasse de l'asepsie ou de l'antisepsie.

Mais avons-nous un moyen et une manière d'assurer la stérilité de la plaie en clinique ? Oui. Je me permets de rappeler ici, d'une

manière sommaire, la méthode suivie dans mon service, cette
exposition sera comme une sorte de complément au mémoire que
j'ai publié récemment (1). Je considère la vapeur sous tension
comme l'agent le plus puissant et le plus commode de stérilisation ; elle est dans mon service employée, à la température
de 110-119° C., à la stérilisation des pièces de pansement, des
instruments, du linge, des vêtements qui servent pour l'opération,
des effets des assistants, des fils à ligatures, de l'eau, etc. Une
tentative de stérilisation par la vapeur non condensée ne suffit
pas, parce que, d'une part, microbes et spores ne sont pas sûrement tués et que, d'autre part, il se peut que les produits viru-
lents de leur activité ne soient pas entièrement détruits (Brieger
et C. Fränkel) (2).

Si l'on veut faire de l'antisepsie d'une manière rigoureusement
scientifique, la réaliser de telle façon qu'on réussisse à écarter
toutes les causes d'infection, il est indispensable d'avoir à sa disposition de l'eau stérilisée et de l'air stérilisé. Qu'on me permette
à ce sujet, d'être un peu plus explicite.

Les cliniques, avec chauffage à eau central comme la mienne
par exemple, peuvent, du système de tuyaux qui servent au
chauffage, tirer commodément et en quantité voulue de l'eau
stérile. L'eau y est quotidiennement portée à une température
qui varie de 40°-60° R. condition qui suffit, ainsi qu'il ressort des
recherches de Tyndall, à produire une stérilisation absolue. De
plus, afin d'arriver à une sûreté plus grande et pour supprimer
toute contamination, cette eau, une fois apportée dans la salle
d'opération, est filtrée dans un filtre Chamberland–Pasteur. J'ai,
par plusieurs examens bactériologiques, constaté que l'eau ainsi
obtenue était parfaitement stérile.

Pour débarrasser l'air des microbes, on le fait filtrer dans les
canaux de ventilation à travers des filtres d'ouate, on lave cloisons et plafond, et l'on brasse toute l'atmosphère de la salle d'o-
pération avec une grande quantité d'eau, employée sous forme

---

(1) *Cent. f. Gyn.*, 1890, n° 9.
(2) *Berl. klin. Wchschr.*, 1890.

d'un jet puissant, finement divisé, fourni par le robinet de tuyaux de conduite de l'eau. On a récemment installé, dans ma clinique, d'après une idée du D$^r$ Sapieschko, un dispositif ingénieux et commode pour cet arrosage de l'air, grâce auquel il n'est pas un seul point des cloisons, du plafond, de l'atmosphère qui échappe à l'action de l'eau, et toutes les impuretés sont sûrement entraînées sur le plancher.

La méthode aseptique est fondée sur l'observation de ces précautions essentielles. Si maintenant nous employons, non l'asepsie, mais l'antisepsie dans le sens habituel du mot, alors, nous mettons des substances désinfectantes en contact avec la plaie. Mais, aujourd'hui, nous savons parfaitement que l'organisme dispose, par lui-même, de certains moyens pour se défendre contre les microbes (substances microbicides trouvées par Buchner, Nissen, Nutall et récemment par Netschaeff dans le sang et par Prudden dans le liquide des ascites), et qu'en outre les microbes ont à lutter contre les phagocytes décrits par Metschnikoff. Aussi, nous contentons-nous aujourd'hui d'user des antiseptiques en très petites quantités et sous forme de solutions aussi diluées que possible. Ce sont les seules que nous laissons arriver au contact de la plaie. Il est certain que les expériences bactériologiques montrent que l'addition même de faibles quantités de substances désinfectantes aux milieux de culture exerce une influence très marquée sur le développement des colonies microbiennes. On a jusqu'à présent, dans mon service usé, de préférence, d'une solution phéniquée à 2 0/0, mais elle n'est employée qu'au lavage des éponges, au nettoyage des instruments et au lavage des mains, dans les cas où l'opération se prolonge quelque peu. De cette manière, il ne peut pénétrer dans l'organisme que des quantités extrêmement faibles d'acide phénique.

La question suivante se pose maintenant : tous les moyens énumérés suffisent-ils à assurer une stérilité absolue de la plaie?

Pour la résoudre, des recherches bactériologiques ont été faites par mon assistant Dt. Pissemsky, avec le concours éventuel de spécialistes en bactériologie, Prof. Pawlowski et D$^r$ Janowski. Ces recherches, conduites d'après les règles ordinaires, ont porté sur les éponges, pièces de pansement, fils à ligature, instruments, ongles, épiderme des mains de l'opérateur et de ses assistants, eau et air de la salle d'opération, plaie et cavité abdominale.

Le résultat général fourni par plus de 200 recherches isolées est de beaucoup plus favorable que celui qui ressort des recherches faites sur le même sujet et publiées jusqu'ici (Schlange et autres). Elles montrent, en effet, que, grâce à notre méthode, on réussit à rendre presque sûrement stériles toutes les substances sauf l'air, qui arrivent au contact de la plaie. De cinquante recherches, faites à différentes époques, il ressort que l'air de la salle d'opération est relativement plus pur que celui des salles voisines, mais que, toutefois, cet air de la salle d'opération contenait au moment de l'opération, des microbes en proportion assez notable (au plus 38 colonies). Une fois seulement, sur 30 observations, on constata la proportion minima de 0 colonies avant et de 2 colonies pendant l'opération.

Mais les résultats les plus intéressants et les plus importants sont ceux fournis par les recherches faites sur les tissus de la plaie abdominale et sur les substances prises dans la cavité de l'abdomen. On fit, en tout, 43 examens. Les fragments excisés furent inoculés sur des milieux appropriés et la plupart du temps l'opération une fois faite ; toutefois, il va de soi qu'on ne put pas, dans tous les cas, observer toutes les règles qu'exigent les recherches bactériologiques.

Cependant, en dépit de ces circonstances défavorables, 4 fois sur 7, la plaie abdominale *fut trouvée* stérile ; le sang et les caillots, qui furent retirés, l'opération achevée, avec l'éponge, du fond du cul-de-sac de Douglas se montrèrent également stériles 5 fois sur 10. On examina aussi des fragments d'adhérences, du liquide ascitique, des coagula provenant de thromboses survenues dans le pédicule tordu de kystes, etc. Enfin, on soumit aussi à l'examen des fragments de tissu pris au niveau de la surface de section du pédicule, et 6 fois sur 9, par conséquent dans la proportion de 66 p. 0/0, ils se montrèrent stériles.

De là il ressort que *la stérilité de la plaie est réalisable et bactériologiquement démontrée*, aussi bien avec l'asepsie qu'avec l'antisepsie, bien que non dans tous les cas.

Passons-nous maintenant aux résultats des observations cliniques parallèles, nous voyons que, sur un ensemble de 87 laparotomies que j'ai pratiquées en me conformant aux règles exposées, durant les 4 derniers semestres, j'ai perdu 2 opérées, ce qui donne comme chiffre de mortalité 2,20 0/0. De ces deux opérées, une seule mourut de péritonite septique, développée à la suite de l'énucléation d'un kyste intra-ligamenteux.

Ce résultat général d'une mortalité de 1,1 0/0 par rapport aux processus infectieux, me paraît devoir être tenu pour très satisfaisant, surtout si l'on considère qu'il s'agissait la plupart du temps d'opérations difficiles et, rarement d'opérations aisées, comme l'ablation des annexes, la castration, etc., si l'on songe aussi que ces opérations ont été faites dans une clinique universitaire ouverte à un nombre considérable d'étudiants.

Sous le rapport des affections fébriles durant la période postopératoire, le résultat fut encore plus favorable : dans 46 0/0 des cas, les suites opératoires furent absolument apyrétiques (température maxima, 37°,6 C.). La proportion des cas dans lesquels la température ne s'éleva jamais au-dessus de 38° est 77,6 0/0. Enfin, dans les 22,7 0/0 cas, où l'on observa de la fièvre, il ne s'agissait pas toujours de processus intimement liés à l'acte chirurgical.

Ces chiffres établissent que, d'après l'expérience clinique, comme par les recherches bactériologiques *la stérilité de la plaie et l'évolution aseptique* furent obtenues dans la grande majorité des cas·

Passons maintenant à la solution de la question posée dans le titre : à quelle méthode devons-nous donner la préférence, à l'asepsie ou à l'antisepsie ?

La réponse à cette question se présente, à présent, beaucoup plus facile que jadis. Nous venons de voir que, dans l'état actuel des choses, la différence entre l'antisepsie et l'asepsie scientifique n'est pas de longtemps aussi grande qu'elle le paraissait il y a quelques années. Autrefois, nous inondions la plaie et nous lavions la cavité abdominale avec une quantité vraiment colossale de solution phéniquée à 3 à 4 0/0 ou d'autres solutions antiseptiques. Nous imprégnions avec le spray phéniqué, l'air de la salle d'opérations de vapeurs asphyxiantes et nous intoxiquions ainsi les malades et nous-mêmes.

Les exagérations dans l'emploi des antiseptiques ont, naturellement, provoqué une réaction en sens contraire. Elle se traduisit par les travaux de Köberlé, Lawson Tait, Bantock, et d'autres. Ces auteurs eurent le mérite de nous forcer à rechercher soigneusement si tout, dans notre outillage antiseptique, était absolument indispensable. Simultanément, la science bactériologique, jeune encore, prenait en clinique la place qu'elle mérite.

Elle nous a fourni le moyen d'exercer un contrôle exact sur tous nos actes, elle nous a démontré, chose considérée jadis comme fort peu probable, qu'il était parfaitement possible de réaliser la stérilité de tout l'entourage de la plaie et de la plaie elle-même : grâce à son intervention, la méthode actuelle de prophylaxie s'est créée.

Le point capital dans l'antisepsie et dans l'asepsie actuelle consiste en ce que tous nos efforts tendent à réaliser la stérilisation, non de la plaie elle-même, mais de tous les objets qui viennent en contact avec elle. Cette méthode offre des différences assez accusées avec celle qu'on désigne généralement sous le nom d'antisepsie, et elle correspond bien plus à notre *desideratum :* la stérilité absolue de la plaie. En outre, ce but peut être atteint sans préjudice pour la patiente et pour le personnel chirurgical. Elle se distingue enfin, avantageusement, de la « propreté » empirique de Bantock, Lawson Tait, etc., en cela qu'elle comporte un contrôle scientifique et qu'en conséquence elle est plus sûre.

Pour toutes ces raisons, la méthode actuelle de prophylaxie des plaies me paraît mériter une dénomination spéciale et la suivante me paraît la plus convenable « *méthode de stérilisation du traitement des plaies* » (Sterilisationmethode der Wundbehandlung), cette dénomination exprimant également les principes fondamentaux de la méthode, sa nature et son but. Il est facile de comprendre que la méthode de stérilisation représente en réalité la méthode aseptique, car elle correspond à la définition bactériologique de l'asepsie, ou plutôt de la stérilité de la plaie.

Si nous avons dans ce qui précède réussi à bien fixer le sens de la méthode de stérilisation du traitement des plaies, il suit des considérations précédentes que les méthodes aseptique et antiseptique représentent, au point de vue clinique, des subdivisions ou des manières diverses d'application de cette même méthode. Le choix entre elles, en conséquence, n'est pas difficile.

En principe, il est juste de placer l'asepsie au-dessus de l'antisepsie, parce qu'elle n'entraîne pas l'intervention de substances toxiques pour l'organisme. Il est vrai que ces dernières, employées en petites quantités ou sous forme de solutions faibles, sont incapables de produire une intoxication générale de l'organisme. Elles peuvent toutefois affecter d'une façon fâcheuse les éléments constituants des tissus, en troublant le jeu naturel de leur activité régénératrice dans la cicatrisation de la plaie. Comme, en général, les tissus vivants, non infectés, ne contiennent aucune sorte de microbes, l'antisepsie n'est en réalité que l'aveu de l'impuissance où nous sommes de mettre sûrement la plaie à l'abri d'agents hétérogènes et nocifs qui ne devraient jamais arriver à son contact.

Si le principe de l'asepsie est reconnu comme scientifique, s'il est démontré qu'il est possible de réaliser au moyen de l'asepsie la stérilité de la plaie, il ne nous semble pas douteux qu'on découvrira un moyen qui permettra de rendre la méthode absolument sûre et de la transporter dans la pratique. Peut-être la disposition ingénieuse de Sapieschko satisfait-elle à tous les *desiderata?* Jusqu'à présent, les expériences ont fourni les résultats les plus favorables.

Mais, aujourd'hui encore, nous devons donner la préférence à l'antisepsie, celle-ci étant considérée comme une des formes d'application de la méthode de stérilisation. Cela, la prudence l'exige. Puisque nous ne disposons pas d'un air stérile et qu'il nous est impossible de nous passer de l'air, il est naturellement extrêmement difficile et presque exceptionnel d'avoir une plaie stérile. La chose est évidente pour tout bactériologiste qui, dans ses travaux, s'entoure des précautions les plus minutieuses, pour prévenir l'entrée directe de l'air.

Nous avons, en outre, en utilisant nos matériaux cliniques durant le dernier semestre, fait pratiquement la preuve de l'utilité de l'emploi des antiseptiques. De 28 cas nous en avons traité 15 exclusivement par l'asepsie, et les 13 autres en faisant rentrer dans la méthode de stérilisation l'usage d'une solution phéniquée pour le lavage des éponges et des instruments.

Pour la 1re série, l'évolution clinique aussi bien que les résultats des recherches bactériologiques furent un peu plus défavorables que dans la seconde.

Ainsi, pour le 1er groupe, les suites opératoires furent fébriles (élévation de la température au-dessus de 38°, même une seule fois) dans la proportion de 40 p. 0/0, tandis qu'elles ne furent que dans celle de 15 p. 0/0 pour le deuxième groupe. Le seul cas de mort appartient aussi à la 1re catégorie. Par contre, le 2me groupe si l'on y comprend les opérations faites, durant les 3 précédents semestres, d'après la méthode, ne donne qu'un cas de mort sur 72 laparotomies. Ainsi, la mortalité tombe pour le second groupe à 1,3 p. 0/0 sans un seul cas de septicémie, tandis que ce chiffre pour le second groupe s'élève à 6,6 p. 0/0 (un décès sur 15 cas).

Il ressort, en conséquence, de cette statistique, s'il est permis de tirer des conclusions d'un nombre aussi restreint d'observations, qu'il n'est pas indiqué d'exclure complètement les antiseptiques de la clinique. Il serait même plaisant qu'on se garât aujourd'hui, comme du feu, d'une seule goutte de solution phéniquée faible, alors que, récemment encore, on l'employait par litres.

J'ai la conviction que, encore à l'avenir, même si l'asepsie pure réussit à prendre la place prépondérante qu'elle mérite, l'antisepsie, appliquée sous telle ou telle autre forme, ne sera pas complètement abandonnée. Asepsie et antisepsie auront en clinique leurs indications spéciales et ce n'est que plus tard qu'on pourra préciser exactement les indications spéciales à chacune des deux méthodes. A l'heure présente, on ne peut que formuler approximativement les indications suivantes de la forme antiseptique de la méthode de stérilisation :

1° Infections microbiennes du péritoine.

2° Foyers purulents du péritoine et des tissus environnants.

3º Opérations dans des milieux insuffisamment préparés ; par exemple, dans la pratique privée.

4º Opérations incomplètes.

5º Méthode extra-péritonéale.

6º Nécessité du drainage.

7º Apparition à l'hôpital de processus infectieux.

La forme aseptique de la méthode de stérilisation est, peut-être, déjà indiquée dans les infections des organes parenchymateux (les reins, en particulier), et dans les incisions exploratrices.

Dans tous les autres cas, le choix entre les deux procédés doit être laissé aux préférences personnelles des opérateurs ; toutefois, l'emploi circonspect de l'asepsie pure est tout à fait justifié.

En terminant, ici, ma communication, qu'il me soit encore permis de la résumer :

A mon avis, la méthode la plus rationnelle de traitement des plaies réside dans la méthode de stérilisation, parce que nous avons la possibilité d'avoir des plaies stériles.

Je ne tiens pas pour importante une séparation, une division entre l'asepsie et l'antisepsie. Mais, aussi longtemps que nous resterons dépourvus d'un moyen sûr d'obtenir une asepsie absolue nous ne saurions, dans la grande majorité des cas, nous dispenser complètement de mettre en contact avec la plaie des quantités modérées de substances désinfectantes.

### Du tamponnement intra-utérin.

M. le Dr Auvard (Paris). — Préconisé par Dührssen en 1887, le tamponnement intra-utérin consiste, la délivrance étant faite, à fixer et attirer le col de l'utérus au voisinage de la vulve, et à l'aide de pinces ou simplement des doigts à bourrer toute la cavité utérine de gaze iodoformée à 200/0. On laisse le tampon 24 heures en place ; puis on le retire en exerçant des tractions sur l'extrémité de la bande qui pend à la vulve. Ce tamponnement a été tour à tour essayé par Fraipont, par Auvard et de nouveau par Dürhssen.

Le dernier et plus complet travail sur la question date de 1889, moment auquel Dürhssen fait une communication sur ce sujet au Congrès gynécologique de Fribourg. Il réunit 65 cas, sur lesquels il y a eu 6 morts se décomposant ainsi : 3 morts par anémie et syncope ; 1 par septicémie ; 1 par éclampsie ; 1 par tuberculose.

Ces deux derniers cas ne peuvent être comptés au passif de la méthode. Les quatre premiers sont discutables ; toutefois on peut les accepter pour établir le chiffre de la mortalité ; soit 4 morts sur 65 cas, auxquels on doit ajouter deux nouveaux cas de la pratique personnelle de M. Auvard où cet auteur a appliqué la méthode avec d'heureux résultats pour la patiente.

Donc au total, 4 morts sur 67 cas, c'est-à-dire mortalité 6 0/0.

Ainsi que le prouve ce chiffre, le tamponnement est un moyen inoffensif ; mais de plus il constitue un moyen hémostatique puissant. Sur les 67 cas dont il vient d'être question trois morts ont été causées par la syncope consécutive à l'anémie ; mais dans ces cas le tamponnement avait été fait trop tard, et ne saurait être déclaré responsable de l'issue funeste.

En somme, de ce qui précède, il résulte :

1º Que le tamponnement intra-utérin est un procédé d'hémostase sans danger réel, puisqu'avec lui la mortalité n'est que de 6 0/0 au plus, et vraisemblablement moindre en réalité ;

2º Que le tamponnement intra-utérin est un moyen hémostatique puissant dans les hémorrhagies post partum ;

3º Qu'il mérite d'être essayé, employé et probablement adopté dans la pratique obstétricale.


M. Pasquali a fait le tamponnement de l'utérus contre les hémorrhagies *post partum* car ces hémorrhagies sont fréquentes dans les pays à impaludisme. Il a employé le même procédé qu'Auvard. Ce moyen est bien plus efficace que les injections chaudes contre les hémorrhagies.


M. Fochier (Lyon). — Dans deux cas de placenta prævia il a

fait le tamponnement utérin ; ce tamponnement détermine parfois des douleurs expulsives.

M. Duhrssen (de Berlin). — Depuis que j'ai fait connaître ma première statistique sur le tamponnement intra-utérin, il m'a été communiqué un assez grand nombre de cas, où ce traitement a été employé. Je n'ai pas fait encore le relevé exact, mais le total s'élève à 200 environ. Or, les résultats obtenus dans ces nouveaux cas confirment ceux que j'ai fait connaître précédemment.

M. Vulliet (Genève) rappelle qu'il fait depuis longtemps le tamponnement intra-utérin, mais dans des utérus qui ne viennent pas d'expulser un fœtus. Il y a des pays où l'utérus est très sensible à l'iodoforme et en Suisse, en particulier, il a vu des cas d'iodisme après semblable tamponnement. Il faut donc faire ce tamponnement à la gaze iodoformée avec précaution dans les pays de montagnes où le goitre est fréquent et où les malades sont très sensibles à l'iode.

M. Kochs (de Bonn) dit qu'on peut faire désormais le tamponnement intra-utérin avec la gaze ordinaire, non iodoformée. Il suffit pour cela de l'avoir stérilisée au préalable dans une boîte spéciale qu'il montre. De la sorte on ne craint plus l'empoisonnement iodoformé. C'est, d'ailleurs, le procédé qu'emploie aujourd'hui M. Dührssen lui-même. M. Kochs rappelle qu'on a recommandé l'inversion artificielle de l'utérus pour arrêter les hémorrhagies post partum.

### De la dilatation de l'utérus.

M. Vulliet (Genève), présente une série de moules de la cavité utérine, pris sur le vivant après dilatation de l'utérus.

La méthode de dilatation de l'auteur rend des services pour le diagnostic et pour le traitement.

1) On peut pousser la dilatation au point qu'il est possible d'inspecter la cavité utérine.

2) Cette méthode permet de maintenir la dilatation, aussi long-temps qu'on le désire, sur un point spécial de l'utérus, lorsqu'on ne peut établir de suite le diagnostic.

En tant que moyen thérapeutique, l'auteur lui accorde les avantages suivants :

1º Elle permet le tamponnement de la cavité utérine, qui assure le drainage et qui mérite d'être recommandé dans les processus inflammatoires chroniques et dans les catarrhes.

2º La muqueuse utérine devient facilement accessible au traitement (lavages, applications de substances médicameuses répandues à l'état de poudre sur des bandes de gaze, curettement, cautérisation).

3º La dilatation étendue de l'utérus permet l'incision des fibromes intrapariétaux et favorise leur expulsion ou leur mobilisation à travers les voies naturelles.

4º Le tamponnement de l'utérus dilaté peut être employé avec succès dans les cas de flexions utérines. On peut, d'après la méthode de Schultze, détruire des adhérences de l'utérus, avec les doigts introduits dans la cavité de l'utérus dilaté.

5º Action hémostatique du tamponnement soit dans les hémorrhagies causées par des myômes, soit dans les hémorrhagies *post partum*.

### Microbes du vagin et antisepsie vaginale.

M. Debacker (Roubaix) fait une communication sur l'*antisepsie préventive des organes génitaux chez les jeunes filles*. Il recommande les soins de propreté les plus minutieux, et demande à ce qu'on enseigne aux jeunes filles les notions élémentaires de l'hygiène gynécologique. Il préconise aussi l'emploi des injections antiseptiques vaginales, pendant trois mois après l'accouchement

M. Dœderlein (Leipzig). — *Recherches bactériologiques sur les sécrétions du vagin.* — Les auteurs, qui se sont occupés de l'antisepsie dans les accouchements, se divisent en deux camps. Les uns se reposent sur les résultats indiqués par les statistiques,

et considèrent toute désinfection des malades comme inutile et
même dangereuse. Les autres, se fondant sur leurs recherches
bactériologiques des sécrétions génitales pendant l'accouchement,
regardent la désinfection du vagin comme indispensable. M. Dœderlein a fait des recherches sur les sécrétions vaginales et a trouvé
deux variétés de sécrétion. Les unes sont normales, très acides,
renfermant des cellules épithéliales, des corpuscules granuleux,
des bacilles non pathogènes. Les autres sécrétions sont virulentes, alcalines ou neutres, et renferment des globules de pus et des
micro-organismes de différente nature, surtout des cocci. Dans le
premier cas, le vagin n'est pas à craindre comme agent d'infection
pendant l'accouchement. Dans le second au contraire, il doit être
désinfecté. L'auteur engage les gynécologues à faire des recherches dans ce sens et à publier les résultats qu'ils obtiendront.


### Traitement de la cystite chez la femme.


THOMAS MORE MADDEN (Dublin). — De toutes les maladies que
l'on a à traiter en gynécologie, il n'en est pas de plus fréquente,
de plus rebelle à tous nos modes de traitement, que la cystite
chez la femme. Je désire aujourd'hui, exposer la méthode de traitement que la clinique m'a montrée la meilleure, au point de vue
de la cure rapide de cette affection. Les moyens le plus souvent
employés en pareille circonstance sont bien palliatifs et peuvent soulager, mais jamais ils n'arrivent à guérir une cystite confirmée chez la femme. Je ne suis pas partisan de la méthode qui
consiste à assurer à la vessie un repos physiologique absolu.
On sait qu'Emmet, dans ce but, crée une fistule vésico-vaginale
artificielle et que cela peut donner des succès dans quelques cas,
mais pratiquement on peut faire à cette opération des objections
telles que depuis quelques années j'ai abandonné cette manière
de faire pour recourir à une autre qui m'a parue aussi efficace,
tout en ne présentant pas les mêmes inconvénients. Le traitement que j'ai suivi dans un très grand nombre de cystites observées dans les salles de Mater Misericordiæ Hospital, à Dublin,

consiste premièrement dans une dilatation complète de l'urèthre, de manière à paralyser la contractilité du sphincter de la vessie et du canal et à produire ainsi une incontinence temporaire d'urine ; secondement dans l'application directe sur la muqueuse vésicale d'une solution d'acide phénique dans la glycérine. J'ajouterai que toute douleur peut-être prévenue par l'application antérieure d'une solution de cocaïne ; il faut seulement répéter au moins une ou deux fois le même traitement à des intervalles de huit à dix jours, en le combinant avec l'emploi à l'intérieur de l'acide borique, il est rare que l'on n'obtienne pas une guérison rapide dans les cas habituels de cystite chez la femme.

### Incontinence d'urine chez la femme.

M. STUART NAIRNE (Glasgow), lit un travail sur les *causes de l'incontinence d'urine chez les femmes* et indique la façon de remédier à cette affection. Dans deux cas il trouva une membrane flottante dans l'urèthre ; elle sortait de la vessie et empêchait la fermeture complète du canal. Il enleva cette membrane dans les deux cas et cautérisa la plaie. Guérison.

### De l'extirpation de la vessie.

PAWLIK (Prague). Le 16 juin 1888, une femme entre pour la première fois à la Clinique pour une hématurie persistante. Le cathétérisme des uretères permet d'écarter l'hypothèse d'une hématurie d'origine rénale. De plus, après dilatation de l'urèthre, on constate, aussi bien par l'exploration digitale qu'au moyen de l'endoscope, la présence d'un polype, finement pédiculé. Par l'orifice d'une fistule vésico-vaginale artificiellement établie, ablation du polype au thermocautère ; puis, fermeture de la fistule ; guérison complète. La femme quitte la Clinique le 28 juillet 1888.

Un an plus tard, le 11 juillet 1889, cette femme revient à la Clinique. Elle est très affaiblie. Pendant 8 mois après l'opération, elle a été très bien portante, pas de perte de sang ; mais, ensuite, l'hématurie a reparu pour ne plus cesser. A l'examen endoscopique, on découvre une masse papillomateuse, insérée largement, et l'on conclut à la malignité du néoplasme, conclusion qui fut plus tard confirmée par l'examen microscopique. Il y a urgence à une intervention radicale.

*Plan de l'opération.* — Amener et fixer les 2 uretères dans la paroi vaginale antérieure, exciser ensuite la vessie, et créer une vessie nouvelle en utilisant la portion restante de l'urèthre et le vagin.

1re *séance opératoire*, le 3 août 1889. — Après introduction d'un cathéter métallique dans chaque uretère, la femme est placée dans la position génu-pectorale. Puis, incision du vagin le long de l'uretère sur une longueur de 2 centim., dissection de l'uretère, incision d'un centimètre sur la paroi postérieure de ce canal ; au-dessous de cette incision, ligature de l'uretère qui est ensuite séparé de son extrémité vésicale, enfin suture de l'orifice urétéral à la plaie vaginale. Cette opération naturellement fut faite sur les 2 uretères, d'où la création de 2 fistules urétéro-vaginales.

2° *séance opératoire*, le 27 août ; extirpation de la vessie. Laparotomie, et, sans intéresser le péritoine, dissection de la vessie (remplie au préalable d'une émulsion iodoformée de façon à la rendre bien reconnaissable), jusqu'à l'orifice uréthral interne. Évacuation de la vessie, et tamponnement avec de la gaze iodoformée de la cavité sus-vésicale pour prévenir toute hémorrhagie. Incision transversale immédiatement au-dessus de la saillie faite par l'urèthre de la paroi vaginale antérieure, et à travers cette incision, rendue suffisamment large, abaissement de la vessie dans le vagin, et excision de cet organe au niveau de l'orifice uréthral interne. (A ce moment, l'opérée tombe dans le collapsus, on injecte sous la peau 300 gr. de la solution physiologique, chaude, de sel marin ; le collapsus cesse.) On suture la paroi vaginale antérieure avec le rebord antérieur de la plaie uréthrale, tandis que le rebord postérieur de celle-ci ainsi qu'un avivement circulaire de l'entrée du vagin sont utilisés pour une kolpokleisis transversale. Avant de nouer les fils à ligature, on introduit à travers l'urèthre dans les uretères un cathéter élastique. Fermeture de la plaie abdominale jusqu'à son angle inférieur, par où sortent les chefs de la gaze iodoformée.

La kolpokleisis, dont la terminaison dut être hâtée à cause des accidents de collapsus, échoua ; de plus, il resta au niveau de la tentative de réunion de la paroi vaginale antérieure avec le rebord antérieur de la plaie uréthrale une fistule, qui ne se ferma qu'au bout de 8 mois. Une nouvelle tentative d'occlusion du vagin, faite le 20 juin 1890, échoua également.

Le 18 juillet, Pawlik pratiqua une colpokleisis sagittale, qui réussit sauf la persistance d'une fistulette située immédiatement en arrière de l'urèthre. Couchée, la malade retient déjà l'urine longtemps ; mais, quand elle se lève, l'urine s'écoule par la fistule. Elle se rend parfaitement compte quand la nouvelle vessie, d'une capacité de 400 gr. environ, est distendue par l'urine, et elle réussit à l'évacuer, volontairement, par la contraction des muscles périnéaux. Il paraît non douteux, si cette fistule se ferme, et d'après les constatations déjà faites, que cet organe, artificiellement créé, possèdera une puissance de contention suffisante. Quoi qu'il en soit, c'est un résultat déjà satisfaisant que cette femme, exposée il y a un an à une mort imminente, puisse actuellement supporter une somme sérieuse de fatigues.


### De la trachélorraphie à lambeaux.


DUHRSSEN (Berlin). La simplicité d'exécution de la périnéorrhaphie à lambeaux connue sous le nom de procédé de Tait, les heureux résultats qu'elle a fournis, ont suggéré l'idée d'en utiliser le principe pour la restauration du col déchiré. Sänger, le premier, avait indiqué l'utilité de cette généralisation et, par deux figures schématiques, montré de quelle façon il entendait la nouvelle méthode. Kleinwachter, Fritsch et Dührssen, l'ont appliquée et toujours avec de très bons résultats. Dührssen en donne la description suivante :

« L'incision commence sur la lèvre antérieure, au point où doit correspondre la commissure latérale de l'orifice externe artificiellement formé. Puis, elle chemine entre les limites de la muqueuse du col et de la muqueuse de la portion vaginale, aboutit à l'angle de la déchirure et revient sur la lèvre postérieure où elle suit un trajet symétrique. Cette incision doit avoir 1/2 centim. de profondeur. Une fois faite, on étale par l'écartement de ses bords, sur chaque lèvre du col, une surface cruentée. On les coapte ensuite très exactement, comme dans l'opération d'Emmet, soit à l'aide d'une suture semblable à celle qui est employée dans cette dernière opération, soit à l'aide d'une des variétés de suture imaginées par Fritsch ou par Dührssen.                    R. L.

### Contribution à l'étude de la muqueuse normale de l'utérus.

BOLDT (New-York).— Dans de nombreux examens microscopiques, l'auteur a fait une série de constatations intéressantes qu'il résume comme il suit : toutes les glandes utriculaires, aussi bien du col que du corps de l'utérus, sont accompagnées d'une couche de filaments musculaires lisses, qui affectent une disposition réticulaire. Ces tractus musculaires ont des connexions avec les faisceaux musculaires de la paroi utérine et avec les éléments musculaires, qui sont disséminés dans le tissu lymphoïde de la muqueuse. Les muscles glandulaires acquièrent leur plus grand développement au niveau de la zone intermédiaire à la muqueuse et à la musculeuse, ils vont en diminuant de plus en plus vers la surface de la muqueuse. Toutefois, ils accompagnent les glandes jusqu'au niveau de leur orifice excréteur. Leur rôle physiologique consiste vraisemblablement à faciliter le déversement des produits de sécrétion dans la cavité de l'utérus.

### Du tissu cellulaire pelvien.   :

A. W. FREUND (Strasbourg) présente une série de pièces préparées par son père, le professeur Freund de Strasbourg. Leur
intérêt consiste essentiellement en ce qu'elles permettent d'étudier le tissu cellulaire des ligaments larges, on y constate le grand
développement du tissu conjonctif sur les côtés de l'utérus, les
petits espaces conjonctifs situés en avant, entre cet organe et la
vessie, ceux qui existent en arrière, entre lui, le rectum et le cul-
de-sac postérieur du vagin. Diverses de ces pièces, montrant
des paramétrites aiguës, des paramétrites atrophiantes, des kystes hydatiques et d'autres tumeurs intraligamenteuses, permettent d'établir que les néoplasmes inclus dans le ligament large ont
leur point de départ à l'intérieur de ce tissu conjonctif et ne font
qu'y continuer leur développement.

### Considérations sur le développement du placenta humain.

GOTTSHALK (Berlin). *Contribution à l'histoire du développement du placenta humain* (avec démonstration et préparations microscopiques).

Les pièces qui ont servi à ces recherches sont 2 utérus gravides,
l'un au commencement du 2e mois de la grossesse, l'autre à la
fin du 3e mois, enlevés par Landau sur la femme vivante. Dans
les 2 cas, le placenta avait conservé sa situation normale.

## I. — PREMIÈRE STRUCTURE DU PLACENTA, AU COMMENCEMENT DU DEUXIÈME MOIS DE LA GROSSESSE

A. L'épithélium de la muqueuse a disparu. La surface de la
muqueuse affecte une disposition finement dentelée par suite des
forts bourgeonnements papillaires, fournis par le tissu interglandulaire.

B. Caduque et villosités croissent en se rejoignant et s'unissent de trois façons :

1) Les villosités fusionnent avec les saillies papillaires de la surface de la muqueuse qui les entourent à mesure qu'elles croissent.

2) Les villosités s'étalent dans les dépressions de la surface de la muqueuse.

3) Les villosités pénètrent et s'enfoncent dans les glandes utérines largement ouvertes.

C. Les connexions entre la caduque et les villosités sont, en certains points, déjà au troisième mois, assez solides, bien que beaucoup de villosités n'aient encore qu'un très faible contact avec la surface de la muqueuse. Les villosités perdent, dès leur pénétration dans la caduque, leur épithélium primitivement épaissi.

D. Les glandes se dilatent, se distendent, fusionnent et donnent à la sérotine, principalement dans sa portion moyenne, un aspect spongieux. Elles perdent en partie leur épithélium, et leurs parois sont facilement traversées par les villosités qui les ont pénétrées.

E. Le tissu interglandulaire, surtout dans la portion moyenne de la sérotine, où les glandes confinent aux glandes, est très raréfié ; cependant les régions spongieuses alternent avec des îlots de tissu compact. Seulement, en se dirigeant vers la surface, le tissu décidual a notablement augmenté et il constitue, à ce niveau, en quelque sorte une couche épithéliale.

F. *Vaisseaux.*

1) Dans la musculeuse, artères et veines sont notablement dilatées, les veines encore plus que les artères ; celles-ci présentent une paroi fortement épaissie (la moyenne). Néoformation considérable de vaisseaux. Artères, en partie fortement sinueuses. Veines plus parallèles à la surface.

2) Les artères cheminent obliquement et s'élèvent au sortir de la musculeuse en décrivant de nombreuses spires en tire-bouchon. Durant leur trajet jusque vers le milieu de la sérotine, elles perdent peu à peu leur tunique moyenne. Dès lors, elles ne sont plus représentées que par des canaux endothéliaux, mais qui vont en s'é-

largissaut toujours de plus en plus jusqu'à la surface, au point que leurs extrémités terminales égalent de six à dix fois le calibre primitif des troncs d'origine.

Sous l'action de la pression sanguine l'endothélium vasculaire s'atrophie vers la surface au niveau du point de la dilatation maxima, tandis qu'il persiste du côté de l'utérus. Aussi trouve-t-on, vers la surface placentaire, de véritables cavernes artérielles, dans lesquelles les villosités peuvent entrer commodément, où, d'ailleurs, en certains points, elles sont déjà entrées.

*Capillaires.* — Les capillaires artériels prennent naturellement part à la dilatation des artères, et déversent le sang en partie librement entre les villosités, en partie dans les glandes voisines ; les espaces glandulaires se trouvent convertis en espaces sanguins.

De même, les capillaires veineux se trouvent ouverts par le détachement de l'épithélium de la muqueuse, mais ils ne sont pas encore notablement dilatés. Néoformation abondante de capillaires veineux ; par là, les veines se dilatent secondairement. Contrairement aux artères, elles suivent un trajet rectiligne, environ jusque vers le tiers inférieur de la sérotine, où elles prennent une direction oblique. Les veines ne sont pas au début aussi dilatées que les artères.

A la surface de la sérotine, vaisseaux lymphatiques très dilatés.

En certains points, les villosités pénètrent dans les artères et même, çà et là, dans les veines. Le sang des artères, envahies par les villosités, se crée en partie de nouvelles voies, libres vers les veines voisines. Dès que la 1re fusion entre les villosités et la sérotine est assez solide, la sérotine se trouve traversée en tous points et dans toutes les directions par les villosités, tandis qu'au niveau seulement du bord de l'aire placentaire, elle envoie des prolongements déciduaux, fungiformes à la rencontre du chorion.

## II. — LE PLACENTA AU TROISIÈME MOIS DE LA GROSSESSE

A. Les villosités ont envahi à la manière d'un néoplasme la sérotine et choisissent de préférence les voies de moindre résistance, glandes, artères, veines. Les vaisseaux perdent en grande partie leur délimitation naturelle, les capillaires se transforment en vaisseaux veineux et artériels, et ne sont plus reconnaissables en tant que vaisseaux capillaires.

B. Les vaisseaux sanguins nouvellement formés s'ouvrent dans de grands espaces glandulaires, formés par la fusion de plusieurs glandes voisines. Ces espaces glandulaires sont partout remplis de sang et en partie de villosités ; ils ne se distinguent des véritables vaisseaux que par leur délimitation irrégulière, leurs dimensions, et quelques faibles vestiges, quelques trabécules de tissu interglandulaire.

C. Le tissu interstitiel, dans les points où les glandes sont pour ainsi dire accolées, a presque complètement disparu, il est remplacé par les larges espaces sanguins, artériels et veineux. Mais, *en certains points, veines, artères et espaces glandulaires s'accolent très étroitement, et, dans le lieu où le contact est le plus intime, il y a fusion et, consécutivement, formation d'un espace sanguin, considérable, à contours irréguliers.* Cet espace sanguin se trouve la plupart du temps à la limite du tiers moyen et du tiers inférieur de la sérotine ; il constitue finalement l'*espace intervilleux*, dans lequel s'ouvrent des artères et des veines, d'où émanent aussi des veines et des artères, et qui fournit en conséquence du sang mélangé.

D. Les villosités descendent, et pénètrent à travers les canaux sanguins et glandulaires dans ce sinus sanguin, et dès qu'elles y sont parvenues, elles s'infléchissent pour la plupart à angle droit, cheminent plus parallèlement à la surface et comblent bientôt tout le sinus dans sa largeur ; en certains points, les villosités se dirigent perpendiculairement en bas et pénètrent dans les orifices vasculaires.

E. Par suite de la formation de ces espaces sanguins, le tissu décidual situé entre les éléments vasculaires correspondants, se trouve séparé du stroma utérin auquel il adhérait, et transformé en îlots sur lesquels les villosités, qui ont poussé à ce niveau, se fixent solidement. Il se produit assez facilement, au niveau de la partie supérieure de ces îlots, des excrétions de fibrine. Le sang les bat continuellement, et ils vont en s'atrophiant toujours de plus en plus. Toutefois, on en retrouve quelques vestiges sur les placentas à terme.

Les villosités qui remplissent un semblable sinus, paraissent donner lieu à un cotylédon du placenta à terme. Les villosités d'espaces sanguins voisins, traversent, en allant les unes vers les autres, le tissu décidual qui séparait ces espaces. D'autre part, les vaisseaux du tissu interstitiel sont ouverts, et ces modifications successives aboutissent à la formation de l'espace intervilleux, considérable, qui s'étend à toute la surface du placenta. *Les espaces intervilleux ne sont autre chose que des espaces sanguins et glandulaires, maternels, fusionnés et agrandis.*

Dans le développement ultérieur du placenta, ne participe en tant que sérotine que le tiers inférieur de la muqueuse. Quelques villosités isolées poussent jusque dans la musculeuse (Haftzotten).

Ce ne sont pas les villosités mais bien la sérotine qui est traversée, et en partie complètement absorbée par les villosités. L'espace intervilleux définitif n'est pas identique à l'espace intervilleux qui préexiste à la formation du placenta, bien que dans le développement ultérieur de l'arrière-faix, ces deux espaces tendent nécessairement de plus en plus à se confondre.

D'après mes recherches, *la formation entière du placenta s'accomplit dans l'intérieur de la sérotine.*

### De l'anatomie de la grossesse tubaire.

ABEL (Berlin). — Sur de nombreuses préparations microscopiques d'une *grossesse tubaire*, de 5 à 6 semaines, provenant d'une femme âgée de 26 ans, nullipare, morte d'hémorrhagie interne, l'auteur a fait une série de constatations qu'il résume de la façon suivante :

1) L'endométrium se montre dans la première période de transformation en caduque. La couche compacte, couche cellulaire de Friedlander, n'est pas encore complètement constituée.

2) L'épithélium superficiel de la caduque utérine persiste encore au deuxième mois, bien que très altéré morphologiquement.

3) La portion de la trompe, située en dehors de l'œuf, ne subit pas d'altérations la plupart du temps.

4) Dans le voisinage de l'œuf, la muqueuse de la trompe se transforme en caduque tubaire vraie, qui acquiert son développement *maximum* au niveau des pôles de l'œuf, tandis qu'elle peut s'atrophier complètement dans la région correspondante au plus grand diamètre jusqu'à la sérotine (atrophie par compression). L'épithélium superficiel de la caduque sérotine a disparu et est remplacé par l'endothélium des vaisseaux s'ouvrant librement. Dans la profondeur des replis de la muqueuse, l'épithélium normal peut encore persister.

5) L'épithélium des villosités choriales est triple : double couche épithéliale d'origine fœtale (ectoderme) ; 3me couche, la plus externe, dérivée de l'endothélium des vaisseaux maternels.

5) Les espaces intervilleux sont constitués par les vaisseaux maternels fortement élargis, dont les parois ne sont pas traversées par les villosités.


### Mode de formation, non encore observé, de bride amniotique ayant déterminé des amputations multiples.


Kustner (Dorpat). — Un nouveau-né, à terme, bien vivant quoique présentant un certain degré de bouffissure de la face, est atteint, sur neuf doigts et les 2 gros orteils, d'amputation d'une ou de plusieurs phalanges. A l'examen du délivre et des membranes, on constate que l'amnios s'est complètement séparé du chorion, qu'il s'est rétracté jusqu'au niveau de l'insertion placentaire du cordon, et qu'il s'est transformé en une bride qui, en s'enroulant autour des extrémités fœtales, a produit les amputations observées. Il porte aussi un certain nombre de petits corps, semblables à des baies, vestiges évidemment des tronçons des doigts et orteils amputés. D'autre part, la disposition en spirale de la bride autour de l'insertion placentaire du cordon a sans doute causé, par la compression des vaisseaux de cet organe, l'état de bouffissure offert par le nouveau-né, à sa naissance.

Il est probable que la déchirure et le retrait consécutif de l'amnios, sont survenus vers la fin du 2ᵉ mois ou le commencement du 3ᵉ, époque à laquelle, d'après les commémoratifs, on aurait observé des phénomènes d'avortement.

### Du traitement de l'avortement.

WINTER (Berlin). — D'une manière générale, le traitement de l'avortement est devenu plus actif, parce que le raclage antiseptique et complet de l'œuf abortif est, la plupart du temps, accompagné de suites de couches apyrétiques et de l'involution régulière de l'utérus. L'accord n'est plus le même touchant la « *rétention de la caduque vraie* ». Brennecke, Heinricius, Dührssen pensent que cette rétention est l'origine d'hémorrhagies, de troubles dans l'involution utérine, d'endométrite, et conseillent en principe l'enlèvement de la caduque retenue ; Schröder, Winckel, Olshausen sont d'avis au contraire que cette rétention n'est pas incompatible avec une *restitutio ad integrum*.

La solution de la question exige les conditions suivantes : savoir si la femme était bien portante avant l'avortement ; être bien renseigné sur les éléments de tissu expulsés au moment de l'avortement ; rechercher, durant plusieurs mois après l'avortement, dans quel état se trouvent les femmes. 100 femmes, remplissant les conditions précitées, ayant été soumises à un examen minutieux, ont permis de faire les constatations suivantes :

1ᵉʳ *groupe*. — Dans les cas où la *caduque vraie avait été expulsée en totalité*, suites de couches normales. Durée de l'écoulement lochial, environ 8 jours ; premières règles 4 semaines environ après l'accouchement, habituellement un peu profuses ; les autres menstruations normales, non douloureuses ; on constata 1 cas de fécondation sur 9.

2ᵉ *groupe* (15 cas), *caduque retenue en totalité*. — Durant les suites de couches, il ne fut expulsé aucune portion de caduque.

L'écoulement lochial, d'ailleurs normal, se prolongea une fois 2 et une fois 3 semaines. Premières règles la plupart du temps un peu profuses, les autres d'abondance normale et se montrant à l'époque régulière ; 4 fois la conception eut lieu dès les premiers mois après l'avortement.

*3e groupe* (30 cas). — Ce sont ceux qui correspondent le plus aux conditions qui se présentent dans la pratique. Durée de l'écoulement lochial, la plupart du temps 8 jours ; écoulement non décomposé, non mélangé de portions de caduque, et peu abondant. Retour des règles 4 semaines environ après l'avortement ; au début, menstruation un peu profuse, plus tard d'abondance normale et aux intervalles réguliers ; dans 12 cas, apparition d'une grossesse déjà au cours des premiers mois.

En résumé, sur l'ensemble des femmes qui présentèrent une rétention soit totale, soit partielle de la caduque vraie, 38 p. 0/0 redevinrent enceintes tandis que ce rapport ne fut que de 6,29 p. 0/0, pour les femmes qui expulsèrent la caduque en totalité.

Il ressort de là, que la rétention de la caduque chez des femmes antérieurement bien portantes n'exerce aucune influence fâcheuse sur les suites de couches, mais que l'endométrium récupère rapidement son activité fonctionnelle normale.

On sait cependant qu'il survient parfois, à la suite de l'avortement, des hémorrhagies et de l'endométrite. Pour trouver l'explication de ces hémorrhagies, Winckel a étudié minutieusement 20 cas où cette complication s'était produite, et il a reconnu : que, dans tous, l'avortement s'était fait spontanément ; que le plus grand nombre avait eu lieu à environ 2 mois de grossesse ; que dans cinq cas, il était resté dans l'utérus des villosités choriales, et dans les autres, de grosses portions de caduque à des stades divers d'involution.

L'auteur pense que la cause la plus fréquente des hémorrhagies après l'avortement spontané dans les premiers mois réside dans la rétention de la caduque vraie, et que ce sont surtout les débris de cette caduque, demi-détachés et pendants dans la cavité utérine, qui troublent l'involution de la matrice.

Il ne faut, en aucun cas, négliger l'enlèvement de ces portions flottantes de la caduque.

## Tumeurs compliquant la grossesse et le travail.

CALDERINI (Parme). Obs. I. Tumeur de l'ovaire compliquant la grossesse ; tumeur très mobile située tantôt en avant tantôt en arrière de l'utérus. Ovariotomie pendant la grossesse ; accouchement normal, à terme. Obs II. Myôme du col compliquant l'accouchement, énucléation du myôme *sub partu ;* terminaison régulière de l'accouchement.

## Placenta prævia.

M. MURPHY (Sunderland) a communiqué un tableau de 42 cas de *placenta prævia* dont 5 lui sont personnels. Ces derniers sont les suivants : 1er *cas :* 31 juin 1882, placenta central, grossesse au 9e mois, chez une femme de 34 ans, ayant déjà eu 5 enfants. Hémorrhagies au 9e mois. Traitement: Ballon de Barnes ; décollement du placenta, version ; guérison de la mère, mais mort de l'enfant. — 2e *cas :* femme de 32 ans, ayant eu 7 grossesses ; hémorrhagies au 9e mois, placenta prævia partiel. Traitement : élargissement du col avec les doigts ; décollement du placenta ; version ; mère guérie et enfant vivant, 1er août 1882. — 3e *cas :* femme de 20 ans, une grossesse, très affaiblie ; hémorrhagie dès le 5e mois ; placenta central ; présentation de l'épaule ; dilatation avec les doigts, décollement du placenta, version ; mort de l'enfant, guérison de la mère, 8 mars 1883. — 4e *cas :* femme de 34 ans, 3 grossesses, de bonne santé, hémorrhagie au 8e mois ; présentation d'un bras ; placenta central. Traitement : ballon de Barnes ; décollement du placenta, version bipolaire ; guérison de la mère et de l'enfant, 4 février 1887. — 5e *cas :* femme de 40 ans, 10 grossesses, hémorrhagies au 9e mois ; placenta central ; même traitement que ci-dessus, même résultat, 15 août 1887. L'auteur rapporte 37 cas analogues dus à un grand nombre d'auteurs et décrit les différents traitements connus du « placenta prævia ».

## Deux cas d'incisions profondes du col et d'incision du vagin et du périnée.

M. Duhrssen (Berlin). — Le 1er cas se rapporte à une primipare de 23 ans près de laquelle M. le Dr Dührssen fut appelé pour des attaques d'éclampsie. Cette malade en était à sa 9e attaque ; l'orifice externe de l'utérus pouvait recevoir un doigt ; la partie supra-vaginale était dilatée ; la tête était à l'entrée du vagin. Il fut facile, après avoir fait 6 incisions profondes sur le col, incisions qui allaient jusqu'au point d'insertion du vagin, d'amener la tête par une traction jusque sur le périnée ; on la fit sortir enfin à l'aide d'une petite incision pratiquée sur le périnée.

Après l'accouchement il y eut deux attaques ; les suites de couches furent normales. L'enfant, nourri au sein, est dans un état très florissant. Les 2 premières incisions latérales faites sur le col ne se sont pas réunies en se cicatrisant. Ce fait montre que, dans tous les cas où chez les primipares il y a danger pour la mère et l'enfant comme dans l'éclampsie en particulier, l'accouchement doit être tenté de suite, car il est possible sans danger pour la mère et l'enfant, alors même que l'orifice externe du col est encore complètement fermé. Il suffit, pour que l'accouchement puisse avoir lieu, que la partie supra-vaginale du col soit dilatée.

Dans le 2e cas il s'agit d'une femme de 46 ans, primipare, dont l'enfant bien portant est nourri au sein. Pour cette femme je fus appelé 12 heures après la rupture des membranes. L'utérus était littéralement collé sur le fœtus et il y avait prolapsus d'un bras dans une présentation irrégulière du crâne.

A la partie supérieure du vagin je trouvai un rétrécissement, que je ne pus franchir tout d'abord avec la main. Je dus faire trois incisions sur les bords de l'orifice de l'utérus pour vaincre la résistance. J'y ajoutai une incision sur le vagin et le périnée du côté droit, parce que lors d'une première tentative d'entrée avec la main tout entière, j'avais déchiré la colonne vaginale postérieure depuis la commissure postérieure et parce que je ne crus pas l'extraction possible sans une déchirure plus grande. Le passage du fœtus dans le vagin fut dès lors rendu très facile ; après avoir remis en place le bras qui était en procidence, ce que je fis avec une certaine peine, je pus franchir le point rétréci et faire la version.

L'extraction fut facile, sauf pour le crâne, gros et solide, qui résista un peu. L'enfant extrait en état de mort apparente, fut rappelé à la vie après une heure ; il pesait 3,750 gr. L'incision périnéo-vaginale fut suturée au catgut dans la moitié supérieure, au crin de Florence dans sa partie inférieure après avoir tamponné, pour arrêter complètement l'hémorrhagie, le canal utéro-vaginal avec de la gaze stérilisée, imprégnée d'une solution d'acide phénique à 3 0/0. La plaie guérit par première intention ; les suites de couches furent normales.

M. Dührssen a la conviction que dans ce cas, s'il n'avait pas fait une incision sur le vagin et le périnée, l'accouchement d'un enfant vivant n'aurait pas pu être obtenu. Ce cas montre que chez les primipares âgées, si la rupture des membranes a eu lieu depuis quelques heures, on doit tenter de suite l'accouchement et le faire comme précédemment.

Ces deux faits montrent que dans de tels cas, où jusqu'à présent on laissait mourir les enfants, où on faisait l'accouchement au forceps, la perforation du crâne, ou même l'opération césarienne comme Halbertsma, on peut obtenir l'accouchement sans danger d'un enfant vivant. M. Dührssen dit que la seule condition nécessaire pour que sa méthode (incision du col, du vagin et du périnée) soit efficace, est la dilatation de la partie supra-vaginale du col.

### Traitement de l'ostéomalacie.

M. Truzzi (Milan) lit deux observations d'*ostéomalacie traitée par la castration.*

1er cas : Femme de 27 ans, de Milan, ayant depuis une première grossesse des douleurs ostéomalaciques ; à la seconde grossesse, le bassin s'est rétréci, et l'accouchement prématuré artificiel est devenu nécessaire. La maladie progresse. Salpingo-oophorectomie double. On ne trouve pas d'altération des annexes. Les douleurs se sont rapidement amoindries ; aujourd'hui elles ont disparu, et la maladie ne fait plus de progrès ; les déformations ne s'accentuent pas.

2º cas. Ostéomalacie non puerpérale ; femme de 34 ans, très affaiblie. Douleurs ostéomalaciques. Diminution de la taille ; amaigrissement ; mouvements impossibles. Scoliose dorsale droite ; déformation du bassin. On fait l'ovaro-salpingectomie bilatérale. Pas d'altération visible des annexes ; cependant, l'ovaire gauche pesait 13 grammes, et était un peu épaissi. On trouva dans son intérieur un petit foyer de sarcome. Suites opératoires régulières. Amélioration très notable. L'interprétation de ces faits reste toujours fort obscure.

M. Marocco (Rome) a vu le rachitisme guérir par le courant galvanique. Comme l'ostéomalacie et le rachitisme sont deux maladies connexes et très analogues, constituant toutes deux des maladies générales du tissu osseux, peut-être devrait-on essayer le courant galvanique dans l'ostéomalacie. Il conseille à ses collègues de tenter ce mode de traitement avant d'opérer.

### De la nature et du traitement de l'ostéomalacie puerpérale.

Feuling (Bâle). — C'est il y a 3 ans 1/2, que l'auteur pratiqua, pour la première fois, la castration dans un cas d'ostéomalacie grave. Depuis, il y a eu recours 8 fois. De ces neuf malades, une seule succomba des suites d'une sténose intestinale, résultat de l'adhérence de l'intestin à l'utérus, qui avait été fixé à la paroi abdominale. Chez les huit autres opérées, la convalescence fut tout à fait régulière et la guérison s'est maintenue. L'âge de ces sujets variait de 28-51 ans, la plupart avaient plusieurs enfants, et étaient atteintes de leur maladie depuis plusieurs années.

Pour ce qui est de la nature de la maladie, il importe de tenir compte de plusieurs particularités remarquables :

1° L'aggravation manifeste de la maladie à chaque période menstruelle ;

2° La diminution remarquablement rapide des douleurs, au niveau des régions affectées, immédiatement après l'opération.

3° La richesse extraordinaire des annexes de l'utérus extirpées en vaisseaux veineux et artériels. Cette multiplication des vaisseaux et, en outre, leur développement qui rappelle celui qu'ils présentent dans l'état de grossesse, semble indiquer qu'il y a là un facteur important de la maladie. (Jusqu'à présent les examens macro — et microscopiques, soit du parenchyme soit du tissu conjonctif de l'ovaire, n'ont révélé rien de spécial.)

4° La fécondité remarquable des femmes ostéomalaciques, qui, en moyenne, d'après les cas observés par l'auteur = 5,1.

D'après Baumann = 6,8.

D'après Rosenträger = 8,2.

Cette fertilité semble indiquer une hyperactivité de la fonction ovarique.

D'autre part, seule, l'inaptitude à la reproduction ne saurait fournir un moyen sûr d'amener la guérison, car il y a des femmes chez lesquelles, en l'absence d'accouchement durant 4-8 années, la maladie persista et ne s'amenda qu'à la suite de la castration.

En résumé, l'auteur incline à admettre que l'ostéomalacie est la conséquence d'une hyperactivité pathologique des ovaires. Les ovaires seraient le point de départ d'un réflexe, actionnant les vaso-dilatateurs des vaisseaux des os, aboutissant à une hyperhémie passive et, consécutivement, à une résorption énergique des éléments du tissu osseux. La castration, en supprimant le foyer d'origine du réflexe, partant l'action sur les vaso-dilatateurs, aurait pour résultat la contraction des vaisseaux et la guérison.


### De l'opération césarienne dans l'éclampsie.


HALBERTSMA (Utrecht). — Le chiffre de mortalité de l'éclampsie, malgré les progrès que l'on a faits dans son traitement médical,

restant toujours élevé, l'auteur a pensé que dans les cas tout à
fait critiques, l'opération césarienne permettrait de sauver à la
fois la mère et l'enfant. Aussi, y a-t-il eu recours dans deux cas,
et les deux fois avec un double succès.

La césarienne dans l'éclampsie a été, jusqu'à l'heure actuelle,
pratiquée six fois en Hollande. Dans un seul cas, où l'opération
fut faite *in extremis*, et sans suture utérine, la femme est morte.
Des enfants, un seul né avant terme (commencement du 8e mois
lunaire), succomba peu après l'accouchement. L'opération, non
seulement ne provoqua pas de nouveaux accès, mais mit promptement fin aux convulsions. D'autre part, l'hémorrhagie, habituellement plus considérable dans la section césarienne, loin d'a-
voir été nuisible, parut au contraire exercer une influence favorable.

*Conclusions.* — 1) Dans l'éclampsie, se manifestant vers la fin
de la grossesse et au début du travail, qu'on substitue plus souvent des opérations chirurgicales inoffensives (excisions sur le
col, d'après le procédé de Dührssen, etc.), au traitement par les
narcotiques et les bains chauds.

2) Dans les cas défavorables, dans ceux, par exemple, d'anurie
complète, on peut, si cela est nécessaire, recourir aux opérations
dangereuses.

3) Qu'on ne laisse pas la femme mourir non accouchée.


### Du traitement du moignon dans l'opération de Porro.


F. FRANK (Cologne). L'auteur, dès 1881 (1), proposait de terminer
l'opération de Porro par l'inversion du moignon dans le vagin.
Depuis cette époque, il a appliqué ce procédé 6 fois, en le sim-
plifiant peu à peu. Voici comment il se propose de le réaliser à
l'avenir : après la castration, inciser l'utérus dans sa portion
supérieure, saisir les bords de l'incision dans des ligatures avec
des fils de soie, faire passer ces ligatures dans le vagin, inverser

_____________________________________

(1) *Cent. f. Gyn.*, 1881, n° 25.

tout l'utérus, et par le vagin appliquer le lien élastique, puis inciser la matrice, etc. L'auteur attribue à ce procédé opératoire les avantages suivants :

1) La méthode d'inversion du pédicule a pour elle la sécurité du traitement extra-péritonéal, en même temps que la rapidité de la guérison dans le traitement intra-péritonéal et le côté brillant de celui-ci. Sur 6 cas, elle a permis de sauver 11 existences, résultat fort satisfaisant, surtout si l'on songe qu'on réserve l'opération de Porro pour les cas les plus difficiles. Les opérées peuvent quitter la clinique de 14 jours à 3 semaines après l'opération.

2) Le moignon inversé se retourne peu à peu. Après 12-14 jours, on constate que la portion vaginale s'est reformée.

3) Il n'a jamais été observé d'hémorrhagie secondaire.

4) Les risques d'infecter la cavité abdominale par le vagin sont minimes, si l'on a soin de réunir tous les fils par un nœud, de saisir celui-ci avec une pince et de le conduire dans le vagin, de le confier ensuite à un aide.

5) L'inversion de l'utérus ne comporte aucune difficulté même dans les cas où l'orifice interne n'est pas complètement dilaté, ce qui se conçoit parfaitement si l'on songe que l'on met à profit, non seulement les tractions exercées par en bas, mais la pression exercée par en haut.

### Des causes de la rotation de la tête fœtale autour de l'axe pelvien durant sa progression dans le bassin.

SCHATZ. — Après un historique détaillé et après avoir rappelé les facteurs divers que l'on a mis en jeu (action du releveur de l'anus, du muscle pyramidal, des obturateurs, plans inclinés, pression intra-utérine, rotation des épaules, etc.), l'auteur développe cette opinion que *ce mouvement de rotation est la conséquence directe et nécessaire de la forme ovalaire de la tête.*

### Du mécanisme de l'accouchement et de la mensuration du bassin sur la femme vivante.

BALANDIN (St-Pétersbourg). Veit nie que le détroit supérieur influe sur le mécanisme de l'accouchement, tandis que Zweifel, d'accord avec la plupart des auteurs, admet cette influence. Cette divergence de vues tient à ce que les deux opinions sont fondées sur la considération de pièces anatomiques différentes. En réalité, il existe deux types de bassin bien différents. Dans le 1er, celui étudié par Veit, si l'on mène un plan passant par le promontoire et le bord supérieur de la symphyse pubienne, c'est-à-dire, contenant le diamètre conjugué, ce plan coupe les os innominés presque à la hauteur des crêtes iliaques, bien au-dessus par conséquent du diamètre transverse du détroit supérieur; dans ce cas, le promontoire n'agit sur la tête fœtale qu'exceptionnellement, au cas de rétrécissement pelvien. Dans le 2me type de bassin, celui étudié par Zweifel, ce plan mené suivant le diamètre conjugué est beaucoup plus profond, il coupe les os iliaques plus bas, et passe tout près du diamètre transverse du bassin, le promontoire proémine fortement sur la ceinture osseuse et est bien disposé, même lorsque le bassin est normal, pour ramener la tête fœtale dans le diamètre transverse. Or, ces 2 types si dissemblables de bassins sont communs ; aussi s'explique-t-on la diversité d'opinions qu'ils ont causée. Toutefois, le type, à diamètre conjugué profond paraît s'éloigner du type normal.

D'autre part, ces faits montrent pourquoi les moyens, perfectionnés à la vérité, de mensuration du bassin sur le vivant, indiqués par Skutsch, ne résolvent pas complètement la question ; puisque deux bassins, ayant des diamètres obliques et conjugués, égaux, peuvent influer sur le mécanisme de l'accouchement d'une manière très différente.

### Pelvimétrie.

M. Skutsch (Iéna) présente deux pelvimètres destinés à calculer les dimensions du bassin.

M. Budin (Paris) dit à ce propos quelques mots sur les mensurations du bassin et en particulier sur la mensuration du diamètre transverse. Les instruments de M. Skutsch sont ingénieux, mais paraissent rappeler beaucoup ceux de Van Huevel et de Depaul; pour la mensuration interne du bassin on a, en France, depuis 1875, un pelvimètre qui permet d'avoir des appréciations non pas à un centimètre, mais à un millimètre près. Les méthodes auxquelles a recours M. Skutsch sont surtout des méthodes indirectes, les méthodes directes seraient certainement préférables. Malheureusement, quand on sort du domaine de la théorie pour entrer sur le terrain pratique les choses ne sont pas aussi simples. Dès qu'on appuie avec l'extrémité du doigt et surtout avec l'extrémité d'un instrument métallique sur la paroi osseuse interne du bassin recouverte de parties molles, on détermine des douleurs qui sont parfois très vives. Pour bien faire la mensuration instrumentale, souvent il faut que la personne soit anesthésiée, mais pour employer le chloroforme il doit y avoir nécessité.

La mensuration du diamètre transverse du détroit supérieur, si rarement faite, peut cependant rendre des services. M. Budin y a eu recours dans plusieurs circonstances, en particulier en 1878, chez une femme dont le bassin était très rétréci et qui voulait qu'on pratiquât chez elle l'avortement, comme cela avait déjà été fait une première fois. Le diamètre antéro-postérieur et le diamètre transverse du détroit supérieur furent mesurés directement la femme étant anesthésiée. Ces deux dimensions étant tracées sur le papier, on établit approximativement à l'aide des renseignements fournis par le toucher, la forme de l'ouverture pelvienne.

Cette ouverture doit laisser passer la masse plastique et plus ou moins réductible de la tête fœtale : quand elle est dessinée sur le papier, on peut, avec un mètre en étoffe, mesurer la longueur de son pourtour, se reportant alors à la circonférence moyenne de la tête aux différents âges de la vie intra-utérine, apprécier à quel terme de la grossesse on peut faire l'accouchement prématuré; dans le cas auquel il fait allusion plus haut, M. Budin provoqua l'accouchement prématuré le 7e mois, l'expulsion eut lieu rapidement; malheureusement la malade ne fut pas assez surveillée par la personne chargée de ce soin, et l'enfant vint mort. L'accouchement spontané avait prouvé que les mensurations avaient donné des résultats suffisamment exacts. La mensuration directe du diamètre antéro-postérieur avec l'instrument de Crouzat, par exemple, peut donc rendre de grands services. On arrivera peut-être dans cette voie, à des résultats pratiques.


**Observation unique jusqu'ici de bassin épineux avec synéchie utéro-sacrée. Contribution à l'étude des bassins rétrécis atypiques.**


F.-L. NEUGEBAUER (Varsovie). Schröder, à l'autopsie d'une femme qu'il avait jadis opérée d'une fistule vésico-vaginale consécutive à un premier accouchement, et morte à la suite d'un second accouchement, constata, outre la cicatrice de la fistule, une seconde cicatrice, vestige d'une autre lésion des parties molles comprises entre la paroi pelvienne postérieure et l'utérus, ainsi qu'une exostose du bassin mesurant 1 1/2 cent. Hofmeier qui publia *in extenso* cette observation, dit au sujet de l'exostose *qu'elle semblait s'être formée sous l'influence de la traction*. De même, dans sa remarquable monographie sur le bassin épineux (Acanthopelvis), Lambl a mis en cause la traction musculaire. Cependant, il n'existait pas jusqu'ici un seul fait clinique qui éclairât la pathogénie des exostoses du promontoire. Or, voici le cas que l'auteur a eu l'occasion d'observer. Sur une femme âgée de 57 ans, morte de phtisie pulmonaire, il releva les particularités suivantes : l'utérus atrophié, petit, à parois minces, était remarquablement élevé et présentait un état d'antéflexion, à angle aigu, aussi fort remarquable. Le col était relié, en quelque sorte, au promontoire par un tissu en forme de cordon doublé par le péritoine, et qui divisait le cul-de-sac de Douglas en deux parties. A un examen plus minutieux, on reconnut que le cordon d'union entre le col et le sacrum, émanait de l'extrémité d'une exostose de l'os sacré, mesurant environ 1 cent. Après ouverture du col, on constata une scissure (bec-de-lièvre) de la lèvre postérieure, et 2 cent. au-dessus du bord libre de la lèvre postérieure une dépression, du fond de laquelle partait la bride utéro-sacrée. D'après Neugebauer, les choses auraient évolué dans l'ordre suivant : à l'occasion d'un accouchement laborieux (diam. conjugué, 9 cent.), déchirure perforante de la lèvre postérieure, usure ou rupture du péritoine du cul-de-sac de Douglas, péritonite locale, réparatrice, ayant abouti à la soudure de l'espace de Douglas sur la ligne médiane et à l'union de l'utérus, par l'intermédiaire du péritoine, au promontoire ou au périoste ; et là, sous l'influence du mouvement d'involution de l'utérus, tractions sur le promontoire et formation de l'exostose. L'auteur propose d'opposer au groupe des sténoses pelviennes dues à des affections dyscrasiques du tissu osseux, un autre groupe de sténoses pelviennes atypiques dans lequel rentreraient : les rétrécissements pelviens par production d'exostoses atypiques, de tumeurs osseuses, et enfin par usure perforante et luxation fémorale intra-pelvienne dans les cas de carie.

### Bassin à double synostose sacro-iliaque sans rétrécissement transversal.

Sabatier (Lyon). Les 12 bassins, avec ankylose sacro-iliaque bilatérale, connus jusqu'ici, peuvent être classés en 2 groupes : 1) *bassin dit de Robert*, reconnaissant une origine spontanée, et caractérisé par un abaissement du sacrum dans l'excavation. Le poids du tronc tend à enfoncer le sacrum de plus en plus. Les ligaments articulaires sont tiraillés et, dans une période plus tardive, il se développe une double arthrite qui aboutit à l'ankylose bilatérale ; *il y a atrophie des ailes du sacrum et rétrécissement du diamètre transverse ; 2) bassin de Robert-Dubois,* d'origine traumatique. Fracture pelvienne, arthrite (le plus souvent suppurée), ankylose et atrophie des ailes du sacrum, déterminant, comme dans le 1ᵉʳ cas, un *rétrécissement transversal*. Mais, ici le sacrum ne s'enfonce pas dans le bassin, or, à ces deux variétés, il faudrait en ajouter une 3ᵉ, représentée par un bassin, jusqu'ici unique. Ce bassin, qui provient d'une femme adulte, offre une double ankylose sacro-iliaque, d'origine spontanée, sans aucune trace de processus inflammatoire. Il ne s'agit pas d'un « bassin de Robert », car *le sacrum n'est pas enfoncé dans le bassin, il n'existe pas d'atrophie de cet os, et par suite pas de rétrécissement transversal.*

L'auteur pense qu'il s'agit là d'une déformation de nature rachitique et remontant aux premières années de la vie.


### Tracés graphiques de l'impulsion du cœur fœtal.


Pestalozza (Pavie). Ces tracés ont été obtenus dans des circonstances tout à fait spéciales. Chez une parturiente, enceinte de 2 jumeaux, on remarqua, pendant la période d'expulsion du 1ᵉʳ enfant, sur la paroi abdominale, dans un point correspondant au fond de l'utérus, l'existence de pulsations régulières, très appréciables à la vue et à la palpation. Après s'être assuré qu'elles étaient indépendantes de la circulation maternelle, qu'elles appartenaient bien au fœtus, qu'elles se produisaient 140 fois par minute, on en prit plusieurs tracés graphiques. Et de l'examen de ces tracés il résulte, constatation en opposition avec l'opinion acceptée par la plupart des accoucheurs, que *le pouls fœtal ne serait modifié par les contractions utérines ni dans son intensité ni dans sa fréquence.*


### Sur un cas de suicide d'une femme enceinte.


F.-L. Neugebauer (Varsovie). — Cette observation que l'auteur relate minutieusement par le détail, et qu'il accompagne de nombreux commentaires, est fort intéressante. Obligation nous est, toutefois, de la résumer. Une jeune fille de 20 ans, arrivée au dernier mois de la grossesse, se jette par la fenêtre, d'un troisième étage. Dans sa chute, elle se fait un grand nombre de lésions : fracture du crâne, fractures multiples des os de la face, fractures multiples du bassin, diastase en avant des deux articulations sacro-iliaques, et *fracture triple de la dernière vertèbre lombaire* (il y avait 6 vertèbres lombaires, la dernière soudée par son apophyse transverse droite à l'aile du sacrum, disposition qui avait diminué ou aboli la mobilité physiologique de cette vertèbre sur l'os sacré et par suite favorisé la fracture triple constatée à la nécropsie), fracture de la racine de l'arc ; *fracture de la portion interarticulaire* due à une exagération considérable, sous l'influence du choc, de la lordose lombaire normale, et à l'action sur cet arc de l'apophyse articulaire inférieure de la vertèbre située au-dessus'; fracture de l'apophyse épineuse de l'avant-dernière vertèbre lombaire. La colonne lombaire fournissait donc à l'auteur un exemple de cette variété de fracture, recherchée par lui depuis plusieurs années : fracture de la portion de l'arc dite interarticulaire, type considéré par beaucoup d'autres auteurs comme purement imaginaire. Neugebauer, dont on connaît les laborieuses et intéressantes recherches sur tout ce qui a trait au glissement vertébral, accorde au contraire à cette lésion, une importance étiologique considérable. Et, d'après lui, *bon nombre de ces cas de fentes interarticulaires, et par conséquent d'olisthésis survenant en raison de la prédisposition au glissement créée par celles-ci, doivent directement leur origine à une fracture de l'arc due à une hyperflexion en arrière de la colonne lombaire,* produite par une chute sur le siège ou par les efforts faits en soulevant de lourdes charges.

Il existait, en outre, une triple déchirure de la matrice, l'une *perforante,* située au point de la région utérine comprise entre la tête fœtale et la région de la paroi abdominale qui avait porté dans la chute, les deux autres superficielles. La femme succomba 5 heures après l'accident, et l'opération césarienne pratiquée, conformément au texte de la loi, sur la femme morte, permit de constater, en même temps que la rupture utérine, que l'enfant était passé dans la cavité abdominale. Cet enfant était mort, portait une fracture du crâne, et présentait un état de rigidité anatomique, et une disposition des extrémités analogue à celle que l'on observe chez les enfants nés en état d'asphyxie, aux premiers mouvents inspiratoires. Au cours de son analyse, l'auteur se demande si dans un cas semblable une intervention plus hâtive, ne laisserait pas quelque chance de sauver la mère ou l'enfant, peut-être les deux existences ?

### Présentations de pièces et d'appareils.

M. AUVARD (Paris). — 1° *Embryotome céphalique combiné.* — Les deux meilleurs instruments d'embryotomie céphalique sont le crânioclaste et le céphalotribe.

Réunir les qualités de ces deux instruments en un instrument unique, tel est le but que s'est proposé M. Auvard. L'embryotome céphalique combiné se compose de 3 branches, une centrale perforatrice, une seconde latérale analogue à la branche fenêtrée d'un crânioclaste ; la troisième un peu plus grande que la précédente également fenêtrée. Cet instrument a fourni de bons résultats expérimentaux et cliniques. — 2° *Téterelle biaspiratrice.* — La téterelle de M. Auvard, destinée à faciliter l'allaitement, en particulier dans les cas de gerçures du sein, se compose d'une cupule de verre se continuant avec 2 tuyaux de caoutchouc, l'un destiné à la mère, l'autre plus court devant être pris par l'enfant. La mère applique la cupule sur le mamelon, fait le vide dans le petit appareil de verre (vide possible grâce à une soupape qui se trouve dans la tétine de l'enfant), le lait afflue dans l'appareil, et pour l'aspirer l'enfant n'a qu'à exercer des mouvements de succion modérés.

MACKENRODT (Berlin). a) *Kyste ovarique, prolifère, contenant dans ses parois 2 kystes dermoïdes, de la grosseur du poing, séparés ;* b) une série de pièces pathologiques, abcès de *l'ovaire non d'origine puerpérale*, qui étaient associés à des affections tubaires, uni ou bilatérales. Le principal intérêt de ces faits réside précisément dans l'absence dans leur étiologie d'accidents puerpéraux, accidents auxquels on attribue généralement un rôle pathogénique prépondérant. De l'examen attentif des faits, il résulte qu'il faut, indépendamment de la puerpéralité, faire rentrer dans l'étiologie des abcès de l'ovaire, le catarrhe intra-utérin et la thérapeutique intra-utérine.

M. le Dr P. BRÖSE (Berlin). — *Démonstration d'appareils électriques médicaux, alimentés par de l'électricité fournie par des machines dynamos.*

M. le Dr Bröse a présenté à la section les modèles des appareils électriques qu'il a fait construire pour les usages gynécologiques avec l'aide de M. Georges Hirschmann ; ces appareils ont ceci de particulier qu'ils sont alimentés directement par l'électricité provenant de machines dynamos (1).

HILLISCHER. **Appareil pour la narcose au moyen des gaz anesthésiques.** — L'auteur s'est efforcé de permettre avec cet appareil de savoir, à chaque instant, dans quelle proportion se trouvent mélangés les gaz employés.

M. LÉOPOLD (de Dresde) présente une grande quantité de pièces anatomiques se rapportant à des *tumeurs du petit bassin*, enlevées par la laparotomie ; entre autres des grossesses extra-utérines admirablement préparées. Ces pièces, très bien conservées, sont très instructives. Il y a aussi des *kystes de l'ovaire* dont l'un est

---

(1) Nous avons, il y a plus de six mois déjà, indiqué dans le *Progrès médical*, cet usage possible des dynamos ; à l'occasion d'une visite au Dispensaire Péreire, où sont installés des appareils électriques qui ne sont pas, il est vrai, employés pour le traitement d'affections d'ordre gynécologique, nous avons montré quels bénéfices on pourrait retirer de l'utilisation de tels appareils pour le traitement des fibromes utérins dans les dispensaires ; mais nous reconnaissons sans peine que M. Bröse a le premier mis en pratique à Berlin ces idées qui nous semblent mériter toute l'attention des médecins compétents. (MARCEL B...)

remarquable par le développement dans son intérieur de portions osseuses.

M. CALDERINI montre un *uterus bicornis*. A diverses reprises s'étaient développés des fœtus dans l'une des cornes ; mais à chaque grossesse, il y eut rupture utérine. On fit la laparotomie pour les accidents péritonéaux qui suivirent cette grossesse. On trouva le fœtus en partie dans l'abdomen et en partie dans le vagin (un bras). Opération de Porro. Guérison.

----

Ce compte rendu a été rédigé sous la direction de MM. les D<sup>rs</sup> HARTMANN et VARNIER, rédacteurs en chef des *Annales de gynécologie et d'obstétrique* par M. le D<sup>r</sup> R. LABUSQUIÈRE, secrétaire de la rédaction.

La plus grande partie des documents nous avaient été fournis par le D<sup>r</sup> MARCEL BAUDOUIN, ancien interne des hôpitaux que nous avions envoyé spécialement au Congrès.

# TABLE ANALYTIQUE DES MATIÈRES

# TABLE DES AUTEURS

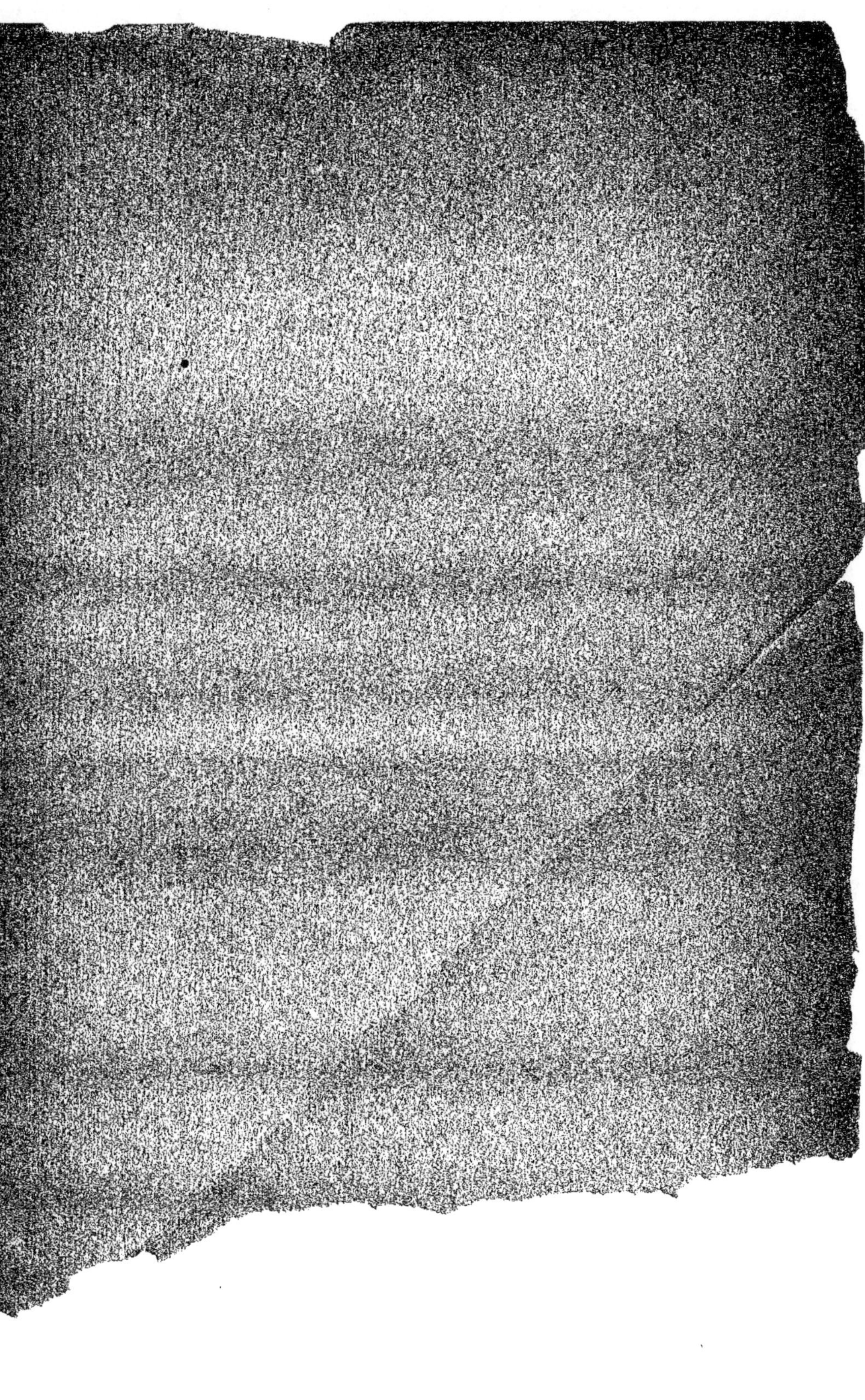

# ANNALES
## DE
# GYNÉCOLOGIE
## ET D'OBSTÉTRIQUE
### FONDÉES EN 1873

PUBLIÉES SOUS LA DIRECTION DE MM.


**PAJOT**
Prof. hon. de clin. d'accouch.
à la Fac. de Méd., Anc. Président de la Société obstétricale et gynécologique de Paris

**TILLAUX**
Professeur à la Fac. de médecine,
Chir. de l'Hôtel-Dieu, Direc-
teur de l'amphithéâtre d'anatomie des hôpitaux de Paris

**PINARD**
Professeur de clinique d'accouchements à la Faculté de
médecine

**LEBLOND**
Médecin de Saint-Lazare.

*Comité de rédaction :*

MM. CHAMPETIER DE RIBES, accoucheur de la Maternité de l'hôpital Tenon. — CHANTEMESSE, agrégé de la Faculté, médecin des hôpitaux, préparateur du laboratoire de bactériologie. — HERGOTT, professeur de clinique obstétricale à la Faculté de Nancy. — JUST LUCAS CHAMPIONNIÈRE, chirurgien de l'hôpital Saint-Louis. — NÉLATON, agrégé de la Faculté, chirurgien des hôpitaux. — PIROUÉ, chirurgien des hôpitaux. — POZZI, agrégé de la Faculté, chirurgien de Lourcine-Pascal. — QUÉNU, agrégé de la Faculté, chirurgien des hôpitaux. — RIDEMONT-DESSAIGNES, agrégé de la Faculté, accoucheur de la Maternité de Beaujou. — RICHELOT, agrégé de la Faculté, chirurgien de l'hôpital Tenon. — ROUTIER, chirurgien des hôpitaux. — SCHWARTZ, agrégé de la Faculté, chirurgien des hôpitaux. — Paul SEGOND, agrégé de la Faculté, chirurgien des hôpitaux. — TRÉLAT, agrégé de la Faculté, chirurgien de l'hôpital Bichat. — TERRILLON, agrégé de la Faculté, chirurgien de la Salpêtrière. — THOINIER, agrégé de la Faculté, médecin de la Pitié. — TUFFIER, agrégé de la Faculté, chirurgien des hôpitaux.

*Correspondants :*

MM. FANCOURT BARNES, à Londres. — BUMM, à Wurzbourg. — BYFORD, à Chicago. — CANTACUZÈNE, à Bucarest. — CARDENAL, à Barcelone. — CORDES, à Genève. — DMITRI DE OTT, à St-Pétersbourg. — HOFMEIER, à Wurzbourg. — PASQUALI, à Rome.

*Rédacteurs en chef:*

**D<sup>r</sup> H. VARNIER**
Ancien interne des hôpitaux
et de la Maternité de Lariboisière.

**D<sup>r</sup> H. HARTMANN**
Ancien interne des hôpitaux
Prosecteur à la Faculté.

*Secrétaire de la Rédaction :*
**D<sup>r</sup> R. Labusquière**


---


ON S'ABONNE A PARIS

Chez G. STEINHEIL, ÉDITEUR
2, RUE CASIMIR-DELAVIGNE, 2

Dans les Départements et à l'Étranger chez tous les Libraires

PRIX DE L'ABONNEMENT
18 francs pour Paris.
20 francs pour les départements.
Pour l'étranger le port en plus.